発刊にあたって

　わが国における PIC/S の GMP ガイドラインの取扱いについては、平成 24 年 2 月 1 日に厚生労働省医薬食品局監視指導・麻薬対策課から事務連絡として、「PIC/S の GMP ガイドラインを活用する際の考え方について」が発出された。
　これにより、医薬品 GMP 省令が適用される製造所及び治験薬 GMP 通知が適用される製造所においては、品質確保の手法として、PIC/S の GMP ガイドラインを活用されてきたと思われる。

　さらにその後、PIC/S の GMP ガイドラインの一部が PIC/S 本部で改訂されたことにより、平成 25 年 3 月 28 日、平成 27 年 7 月 8 日に厚生労働省医薬食品局監視指導・麻薬対策課から及び平成 29 年 8 月 9 日に厚生労働省医薬・生活衛生局監視指導・麻薬対策課から事務連絡で、「PIC/S の GMP ガイドラインを活用する際の考え方について」の一部改正について、が発出され、パート 1 とアネックスの一部が改正されて、現在に至っている。

　以上のような経緯に加え、この度、PIC/S 本部で、PIC/S の GMP ガイドラインのパート 1 の一部の章（第 3 章、第 5 章、第 8 章）が 2018 年 1 月 1 日付けで改訂され、同年 7 月 1 日に施行された。

　この改訂版について、厚生労働省医薬・生活衛生局監視指導・麻薬対策課からは、未だ、和訳版が発出されていないが、その発出までの参考のために、当社 PIC/S GMP 研鑽プロジェクトチームで、このたび和訳しました。
　これに概要解説を加え、また、この度の改訂事項を含むパート 1 全章で求めている手順書類を書き出し、その一部の様式例を提供することを目的として本書を出版することとしました。
　なお、当社の和訳内容で、直訳や誤謬などにより、PIC/S 本部の意図が正しく反映されていない個所が存在することがある場合には、利用される章項について原文を精読し、その内容の正しい理解と解釈を行ってください。

　本書を利用される会社様におかれまして、ますます強固な医薬品品質システムを構築し、継続的改善にお役に立つことができましたら幸いです。

　手順書類の一部様式例に続き、その他の様式例を今後、順次、発刊してまいります。
これも各社様でお役に立つことができましたら幸いです。

2019 年 1 月
　　　　　　　　　　　　株式会社　ハイサム技研　PIC/S GMP 研鑽プロジェクトチーム

目　次

第I部　PIC/S GMP ガイドライン パート1　第3章、第5章、第8章改訂
　　　　PIC/S 本部：2018年1月改訂、2018年7月施行版
　　1.　パート1の改訂部分の概要解説　　　　　　　　　　　　　　　　　1〜7頁
　　2.　パート1の原文と和訳*1　　　　　　　　　　　　　　　　　　　　9〜69頁
　　　　改訂箇所：第3章 建物及び設備、第5章 製造、第8章 苦情及び製品回収
　　　　改訂箇所以外：平成29年8月9日厚生労働省医薬・生活衛生局監視指導・麻薬
　　　　　　　　　　　対策課の事務連絡

第II部　PIC/S GMP ガイドライン パート1　手順書モデル（第3章、第5章、第8章改訂を含む）
　　　　（ 2018年1月改訂、2018年7月施行版対応）
　　1.　改訂後のパート1が求めている手順書類の文書体系　　　　　　　71〜71頁
　　2.　改訂後のパート1が求めている手順書類の文書一覧　　　　　　　72〜74頁
　　3.　手順書の一部様式例　　　　　　　　　　　　　　　　　　　　75〜161頁

＊1：
　　第1部のパート1の原文と和訳の中で必要とする Manual（マニュアル）及び Procedures
　　（手順書）等の字句に　マーク　をしています。

第 I 部

PIC/S GMP ガイドラインパート 1
第 3 章、第 5 章、第 8 章 改訂

PIC/S 本部:2018 年 1 月改訂、2018 年 7 月施行

1. パート1の改訂部分の概要解説

　この度の PIC/S 本部でのパート1の改訂は、第3章「建物及び設備」、第5章「製造」、第8章「苦情及び製品回収」であり、それぞれの改訂部分の概要を以下に解説する。

1.1　第3章　『建物及び設備』（PREMISES AND EQUIPMENT）

　第3章では、医薬品の品質に危害を及ぼさないための製造所の建物、設備、機器についての要求事項、また、交叉汚染や塵埃による汚染を防止する手立てが規定されている。
　この章の中で、以下の「製造区域」について 3.6 項が改訂されている。

改訂前は、
「製造区域」

3.6　交叉汚染による重篤な医学的危害のリスクを最小限にするため、「高感作性の原材料を扱う場合や生物学的製剤等の特殊な医薬品の製造には、専用化された封じ込め式の設備によること」「抗生剤やある種のホルモン、ある種の細胞毒性物質などの製造は同一の施設で実施してはならない」および「殺虫剤及び除草剤等の製造は、医薬品の製造に使用する建物では許容できない」としている。

一方、改訂ガイドラインでは、

3.6　交叉汚染の防止は、構造設備、特に建物・施設の設計と設備の操作方法によって防止することが求められている。そして、品質リスクマネジメントの管理手法によって汚染リスクを評価し、リスクレベルに従って、交叉汚染のリスクが高い場合には、建物及び装置を専用にすることが必要としている。

1.2　第5章　『製造』（PRODUCTION）

　製造においては、明確に規定された手順書によって行なうこと、入荷されたすべての原材料や中間製品等の物理的な保管管理、同一作業室での異なる作業の実施制限、バッチ番号の表示、指図書からの逸脱管理など、製造に関しては改訂の前後でほぼ変わりないが、以下の事項が大きく改訂されている。

　「製造における交叉汚染の防止」に関して、以下 5.17 から 5.22 が改訂及び追加されている。
　改訂前は、5.17　通常、医薬品製造のための区域内において、及び医薬品製造のための装置を用いて、非医薬品を製造することは避けること、が規定されていた。
改訂後は、上記に加えて以下が追記されている。

「製造における交叉汚染防止」

5.17　しかし、正当な理由があれば、医薬製品との交叉汚染を防ぐ手段が適用できる場合には許される。但し殺虫剤及び除草剤のような工業毒物の生産・保管は、医薬製品の製造及び／又は保管に使用される区域には許可してはならない。

5.18 製造における交叉汚染の防止について、「全ての製品の汚染は、汚染の性質及び程度に依存して、患者の安全にリスクをもたらすものである」が追記されている。

5.19 交叉汚染は、3 章に記載されているように、建物及び設備の設計に注意を払うことによって防止しなければならない。これに加え、交叉汚染リスクを管理するための効果的で再現性のある洗浄工程など、関連する技術的または組織的手段の工程設計及び実施に注意を払うこと。

5.20 品質リスクマネジメントプロセスは、効能・毒性評価を含むが、製造された製品に伴う交叉汚染を評価・管理するのに用いなければならない。
品質リスクマネジメントプロセスの成果は、建物及び設備が特別な製品又は製品群に専用とされる必要性及び範囲を決定する基礎にしなければならない。

5.21 品質リスクマネジメントプロセスの成果は、交叉汚染リスクを管理するのに要する技術的、組織的手段の範囲を決める基礎でなければならない。技術的措置、組織的措置の範囲例が記載されている。

5.22 交叉汚染を防止するための措置とその有効性を、定められた手順に従って定期的に見直すことを求めている。

「出発原料」の品質確保に関して、以下が規定されている。

5.27 出発原料の供給者の選定、承認等、これらを取り込んで文書化した医薬品品質システムの制定。出発原料は、出発原料の製造元から直接購入しなければならない（可能であれば）。

5.28 出発原料の供給者と合意した品質要求事項、表示・包装、流通の要件、苦情・リコール、試験、管理を仕様書や契約書として文書化する。

5.29 活性物質及び賦形剤の供給業者の承認及び品質維持のための要求を文書化。
供給業者が適切な製造の実施と適正な流通の実施要件を満たしていることの検証、監査。

5.30 出発原料の配送に関して、パッケージの完全性、注文書と納品書とラベルの一致、受領書類などを実施するための文書化。

5.35 最終製品の製造者は、マーケティング承認書に記載されている出発原料のどの試験にも責任を有する。認可された出発原料製造業者からの部分的または完全な試験結果を利用することができるが、最低限、各バッチの同定試験を実施する必要がある。

5.36 このテストのアウトソーシングの根拠は正当化され、文書化されなければならず、以下の要件が満たされなければならない。
　　　流通管理（輸送、卸売、保管および配送）に特別な注意を払うこと、出発原料の試験（サンプリングを含む）方法を監査すること、出発原料供給業者が提供する分析証明書には、適切な資格と経験を有する指定された人の署名があること、医薬品製造業者は適切な間隔で分析を実施し、原料供給業者の分析証明書と比較し、不一致がないか信頼性をチェックすること。

5.37 出発原料は、書面による手順に従って指定された者によってのみ調合（or 調製）され、正確な物質が、清浄で適切にラベルされた容器に精確に計量されなければならない。

5.38 調製された各原料およびその質量または容量は、別々にチェックされ、記録されていなければならない。

5.39 各バッチに調製された中間製品は一緒に保管し、目立つように表示しなければならない。

5.71 製造業者側の原因で発生する製品の供給不足に関し、製造業者は、販売承認取得者に、供給の異常な制限をもたらす製造上の制約を報告しなければならない。

1.3　第8章　『苦情及び製品回収』（COMPLAINTS AND PRODUCT RECALL）
原則
　品質リスクマネジメントの管理手法によって、潜在的な品質欠陥を含む苦情を調査し、記録し、評価して、製品回収の意思決定をすること。また、その過程で CAPA によりリスク低減活動に適用されるべきである。これらを取り込んで包括的に医薬品品質システムを構築する。
外部委託をする場合、契約には、製造業者、販売承認取得者、スポンサー、及び関連する第三者が不良品に関する評価、意思決定、情報の普及、リスク低減活動の実施に関する役割と責任を記述すべきである。

「人員及び組織」
8.1 適切に訓練されて経験を積んだ人員は、苦情と品質欠陥の調査のマネジメント、これらによる回収を含む潜在的リスクを管理するために採るべき措置を決定する責任を負う。これらの人員は、販売及びマーケティング組織から独立しているべきである。
　これらの人員の中にバッチリリースの権限を有する人員が含まれていない場合には、あらゆる調査やリスク低減活動、回収作業についてタイムリーに公表すること。

8.2 十分な訓練を受けた人員により、苦情および品質欠陥の取扱い、評価、調査及びレビューのため、並びに如何なるリスク低減活動をも実施できること。管轄当局とのやりとりのマネジメントには、十分な訓練を受けた人員が当たることができること。

8.3 適切に訓練された権限あるマネジメントを含む内部監査チーム等の登用が考慮されなければならない。

8.4 組織内で苦情処理と品質欠陥処理が一元的にマネジメントされている状況では、関係当事者の相対的な役割と責任を文書化しなければならない。

「起こり得る品質欠陥を含む苦情処理及び調査の手順」
8.5 苦情の受付時に、取るべき措置を示した文書化された手順がなくてはならない。すべての苦情を文書化し、評価する必要がある。

8.6 苦情または疑わしい品質欠陥が改ざんに関連するかどうかについて、特別な注意を払うこと。

8.7 企業が受理したすべての苦情が品質欠陥であるとは限らないので、潜在的な品質欠陥を示す苦情は適切に文書化されなければならない。有害事象（副作用）が疑われる苦情は調査・管理する責任のある関連グループ又は責任者に伝えられなければならない。

8.8 有害事象（副作用）の疑いのある報告の調査を支援するために、当該バッチの品質を調査要求することを容易にする手順がなければならない。

8.9 品質欠陥の調査が開始されたときは、少なくとも次の事項に対処するための手順がなければならない。(1)品質欠陥の内容、(2)品質欠陥の程度、(3)欠陥品のサンプルや返品の必要性、(4)品質欠陥の重大度や範囲に基づくリスク評価、(5)流通経路でリスク低減措置の必要性、(6)製品回収により、市場が受ける影響の評価、(7)品質欠陥とその調査に関連する内部／外部への情報伝達、(8)品質欠陥の潜在的な根本的原因、(9)適切な是正処置・予防措置（CAPA）の実施とこれらのCAPAの効果の評価

「調査と意思決定」
8.10 可能性のある品質欠陥に関して報告された情報は、すべて記録されること。すべての品質欠陥の妥当性及び程度は、品質リスクマネジメントの原則に従って文書化され、評価されること。

8.11 バッチ内で品質の欠陥が発見または疑われる場合は、他のバッチをチェックし、場合によっては他の製品をもチェックして、影響を受けているかどうかを調査し、判断すること。

8.12 品質欠陥の調査には、以前の品質の欠陥報告や注意を必要とする特定の問題、または繰り返し発生する問題、さらには規制上の措置について、関連情報のレビューが含まれていること。

8.13 品質欠陥の調査中及びその後に行われる（是正措置の）決定は、品質欠陥によって提示されるリスクのレベルと、販売承認規格ファイルまたはGMPの要件に関する不適合の重大性を反映するものでなければならない 。

8.14 品質欠陥の性質と程度に関する包括的な情報は、調査の初期段階では必ずしも入手できない場合があるため、意思決定は、その調査中の適切な時点で適切なリスク低減活動を確実に実施しなければならない。採られた決定および措置は文書化されなければならない。

8.15 品質欠陥が製品のリコールまたは製品の供給障害につながる可能性がある場合、製造業者は販売承認保有者/スポンサー及び関係するすべての管轄当局にタイムリーに報告しなければならない。

「根本原因解析と是正措置及び予防措置」
8.16 品質欠陥の調査中に適切なレベルの根本原因解析（RCA）を適用しなければならない。品質欠陥の真の根本原因が決定できない場合、最も可能性のある原因を推定しておく必要がある。

8.17 ヒューマンエラーが品質欠陥の原因であると疑われる場合、これは公式に正当化されるべきであり、プロセス、手順またはシステムに基づく誤りまたは問題がある場合にはそれらが見過ごされないように注意を払わなければならない。

8.18 適切なCAPAは、品質欠陥に対応して特定され、採用されなければならない。そのような行動の有効性を監視し、評価する必要がある。

8.19 品質欠陥記録はレビューされるべきであり、傾向分析は、注意を必要とする特定の兆候又は再発する問題の兆候について定期的に実施されなければならない。

「製品リコールおよびその他の潜在的リスク低減活動」
8.20 リコール活動やその他のリスク低減活動を実施するために、必要に応じて定期的にレビューし、最新の状態にアップデートされた手順を定めなければならない。

8.21 製品が市場に出荷された後、品質欠陥による配送ネットワークからの撤去は、リコールとみなされ、管理されなければならない。（この規定は、品質欠陥の調査を容易にするために、配送ネットワークからの製品サンプルの撤去（または返品）には適用されない）。

8.22 リコール作業は、速やかに、かついつでも開始できなければならない。場合によって
は、根本原因及び品質欠陥の全範囲を確定する前にリコール作業を速やかに開始する必要
がある。

8.24 治験薬の場合には、全ての治験施設の場所を特定し、供給先国を明示しなければなら
ない。認可がおりた治験薬の場合、その治験薬の製造業者は、スポンサーと協力して、
認可された医薬品に関連する可能性がある品質欠陥を通知する必要がある。スポンサ
ーは、手順に基づいて迅速なリコールを行うために必要である。スポンサーは、必要
な場合、非開示とされていた製品を開示しなければならない。

8.25 公共の保健衛生又は動物の健康への潜在的なリスクを基に、リコール活動が及ぼす影
響を考慮に入れて、リコール活動をどれくらいの範囲まで拡大すべきかについて、関
係当局と協議しなければならない。

8.26 関係するすべての管轄当局は、製品が回収される予定の場合には事前に通知を受けな
ければならない。非常に深刻な問題（患者や動物の健康に重大な影響を及ぼす可能性
のある場合）については、管轄当局に通知する前に、迅速なリスク低減活動（早急な
製品撤去など）を行う必要がある。

8.27 提案されたリコール活動が（安定供給を踏まえると）適切でない場合には、市場に影
響を及ぼすかどうかも考慮すべきである。もし市場に影響を及ぼす場合は、適切なリ
スク低減活動が開発されるように関係当局と協議しなければならない。製品回収のよ
うなリスク低減活動を決定する前に、認可された代替の医薬品不足のリスクを考慮し
なければならない。

8.28 すべてのリコールされたバッチの公式な処理が行われ、文書化されなければならない。
リコールされた製品の再加工に関する決定の根拠は文書化し、関連する管轄当局と協
議しなければならない。市場への出荷が検討されている再加工されたバッチの残存有
効期間も考慮する必要がある。

8.29 リコールプロセスの進捗状況は、リコール活動が終結されるまでの過程を記録し、最
終報告書を発行しなければならない（関連する製品/バッチの納入量（出荷量）と回収
量の一致の照合を含む）。

8.30 リコールのための綿密な準備は、その手順が使用に適していることを確認するために定
期的に評価されなければならない。その評価は、会社の就業時間及び就業時間外の両
方に及ぶべきである。評価を実施する際には、モックリコール活動（模擬のリコール
活動の評価）の実施要否も検討し、これらは文書化され、正当化されなければならない。

8.31 リコールに加えて、品質欠陥によってもたらされるリスクを管理するために考えられる他の潜在的なリスク低減活動がある。 この活動には、潜在的に欠陥のあるバッチを使用することに関する医療従事者への注意喚起の情報提供が含まれる。 これらはケースバイケースで検討し、関係する管轄当局と協議する必要がある。

2. パート1の原文と和訳

2.1　PIC/S 本部で、PIC/S の GMP ガイドラインのパート1の一部の章（第3章、第5章、第8章）が 2018 年1月1日付けで改訂され、本年7月1日に施行された。
第3章、第5章、第8章の改定になった部分に＿＿＿＿＿＿を引いています。

2.2.　PIC/S GMP で求めている手順書類
Manual と Procedures 等には　マーク　をしています。

2.3　PIC/S GMP ガイドラインパート1が求める文書類一覧表
Manual と Procedures 等は、後頁 72～74 頁の手順書表にまとめています。

＊なお、当社の和訳内容で、直訳や誤謬などにより、PIC/S 本部の意図が正しく反映されていない個所が存在することがありますので、利用される章項について原文を精読し、その内容の正しい理解と解釈を行ってください。

別紙（1）PIC/S GMP ガイドライン　パート1

原文	和訳
CHAPTER 1 **PHARMACEUTICAL QUALITY SYSTEM**	第1章 医薬品品質システム
PRINCIPLE	原則
The holder of a Manufacturing Authorisation must manufacture medicinal products so as to ensure that they are fit for their intended use, comply with the requirements of the Marketing Authorisation or Clinical Trial Authorisation, as appropriate, and do not place patients at risk due to inadequate safety, quality or efficacy. The attainment of this quality objective is the responsibility of senior management and requires the participation and commitment by staff in many different departments and at all levels within the company, by the company's suppliers and by its distributors. To achieve this quality objective reliably there must be a comprehensively designed and correctly implemented Pharmaceutical Quality System incorporating Good Manufacturing Practice and Quality Risk Management. It should be fully documented and its effectiveness monitored. All parts of the Pharmaceutical Quality System should be adequately resourced with competent personnel, and suitable and sufficient premises, equipment and facilities. There are additional legal responsibilities for the holder of the Manufacturing Authorisation and for the Authorised Person(s) .	製造許可*訳注1 の保有者は、医薬品がその使用目的に適切に合致し、適宜、販売承認*訳注2 又は治験承認の要求事項を満たすとともに、不適切な安全性、品質及び有効性のために患者をリスクに曝すことが無いことを保証するよう、医薬品を製造しなければならない。品質目標の達成は、上級経営陣*訳注3 の責務であり、社内の多くの異なる部署及び全ての階層のスタッフ、供給業者及び配送業者の参加とコミットメントを必要とする。品質目標を確実に達成するため、GMP及び品質リスクマネジメントを取り込んで包括的に、医薬品品質システムを設計し、適正に実施しなければならない。医薬品品質システムは、完全に文書化し、その有効性をモニターすること。医薬品品質システムの全ての部分について、有能な人員、並びに適切かつ十分な建物*訳注4、設備及び施設が適切に備わっていること。製造許可の保有者及びオーソライズドパーソン*訳注5 には更なる法的な責任がある。 （＊ 訳注1： 日本では製造所ごとの製造業の許可であるが、諸外国では製品の製造許可（承認）を指す場合もある。以下同じ。） （＊ 訳注2：日本では製造販売承認。以下同じ。） （＊ 訳注3： 企業又は製造所のリソースを動員する責任・権限を有し、その企業又は製造所を最高レベルで指揮・管理する人（々）を指す。以下同じ。） （＊ 訳注4：屋外の構造物及び敷地を含む。以下同じ。） （＊ 訳注5： 認定された責任者を指す。以下同じ。）
The basic concepts of Quality Management, Good Manufacturing Practice (GMP) and Quality Risk Management are inter-related. They are described here in order to emphasise their relationships and their fundamental importance to the production and control of medicinal products.	品質マネジメント、GMP 及び品質リスクマネジメントの基本コンセプトは相互に関連している。それらの関係並びに医薬品の製造及び管理に対する根本的な重要性を強調するため、ここで述べる。
PHARMACEUTICAL QUALITY SYSTEM¹	医薬品品質システム^{注1}
1　National requirements require manufacturers to establish and implement an effective pharmaceutical quality assurance system. The term Pharmaceutical Quality System is used in this chapter in the interests of consistency with ICH Q10 terminology. For the purposes of this chapter these terms can be considered interchangeable.	注1 各国の要求事項は、製造業者に対して効果的な医薬品品質保証システムの確立と実施を要求している。この章では、ICHQ10の用語との整合性を考慮して、医薬品品質システムという用語を用いている。 　この章の目的に照らして、ICH の用語は互換性があるものと考えることができる。
1.1　Quality Management is a wide-ranging concept, which covers all matters, which	1.1 品質マネジメントは、個別的又は集合的に製品の品質に影響する全ての事項をカバーす

individually or collectively influence the quality of a product. It is the sum total of the organised arrangements made with the objective of ensuring that medicinal products are of the quality required for their intended use. Quality Management therefore incorporates Good Manufacturing Practice.	る広範なコンセプトである。医薬品がその使用目的に求められる品質を具備することを保証する目的で作られた、組織化された取決めの集大成である。それ故、品質マネジメントはGMPを取り入れている。
1.2　GMP applies to the lifecycle stages from the manufacture of investigational medicinal products, technology transfer , commercial manufacturing through to product discontinuation. However the Pharmaceutical Quality System can extend to the pharmaceutical development lifecycle stage as described in ICH Q10, which while optional, should facilitate innovation and continual improvement and strengthen the link between pharmaceutical development and manufacturing activities.	1.2 GMPは、治験薬の製造から技術移転、商業生産、製品の終結までのライフサイクルの各段階に適用する。しかしながら医薬品品質システムは、ICHQ 10に記載されているように（任意であるが）医薬品開発のライフサイクル段階までカバーすることができ、イノベーション及び継続的改善を促進し、医薬品開発と製造活動の連携を強化する。
1.3　The size and complexity of the company's activities should be taken into consideration when developing a new Pharmaceutical Quality System or modifying an existing one. The design of the system should incorporate appropriate risk management principles including the use of appropriate tools. While some aspects of the system can be company-wide and others site-specific, the effectiveness of the system is normally demonstrated at the site level.	1.3 新たな医薬品品質システムを構築しようとする又は既存のシステムを改編しようとするときは、企業活動の規模および複雑さを考慮に入れること。システムの設計は、適切なツールを使用することを含めて、適切なリスクマネジメントの原則を取り入れること。システムは、ある意味では全社的である一方、事業所特有となることもあり、システムの有効性は通常、事業所レベルで実証される。
1.4　A Pharmaceutical Quality System appropriate for the manufacture of medicinal products should ensure that:	1.4 医薬品の製造に適切な医薬品品質システムは、以下を保証するものであること。
(i) Product realisation is achieved by designing, planning, implementing, maintaining and continuously improving a system that allows the consistent delivery of products with appropriate quality attributes;	(i) 適切な品質特性を備えた製品を一貫して供給することを可能とするシステムを設計、計画、実行、維持し、継続して改善することによって、製品実現を達成する。
(ii) Product and process knowledge is managed throughout all lifecycle stages;	(ii) ライフサイクルの全ての段階を通して、製品及び工程についての知識を管理する。
(iii) Medicinal products are designed and developed in a way that takes account of the requirements of Good Manufacturing Practice;	(iii) ＧＭＰの要求事項を考慮した方法で、医薬品を設計し、開発する。
(iv) Production and control operations are clearly specified and Good Manufacturing Practice adopted;	(iv) 製造及び管理の作業を明確に規定し、GMPを適用する。
(v) Managerial responsibilities are clearly specified;	(v) 管理上の責任を明確に規定する。
(vi) Arrangements are made for the manufacture, supply and use of the　correct star ting and packaging　materials, the selection and monitoring of suppliers and for verifying that	(vi) 正しい出発物質及び包装材料の製造、供給及び使用、供給業者の選定及びモニタリングのための取決め、並びに各々の配送が承認されたサプライチェーンを通じてい

each delivery is from the approved supply chain;	ることを検証する取決めができている。
(vii) Processes are in place to assure the management of outsourced activities;	(vii) 外部委託作業の管理を保証するプロセスが整っている。
(viii) A state of control is established and maintained by developing and using effective monitoring and control systems for process performance and product quality;	(viii) 工程の能力及び製品品質の効果的なモニタリング及び管理のシステムを開発し、それを用いることによって、管理された状態を確立し、維持する。
(ix) The results of product and processes monitoring are taken into account in batch release, in the investigation of deviations, and, with a view to taking preventive action to avoid potential deviations occurring in the future;	(ix) バッチの出荷可否判定、逸脱の原因究明において、製品及び工程のモニタリングの結果を考慮するとともに、将来発生する可能性がある逸脱を避ける予防措置の観点からも考慮する。
(x) All necessary controls on intermediate products, and any other in-process controls and validations are carried out;	(x) 中間製品に関する必要な全ての管理、並びにその他の工程内管理及びバリデーションを実行する。
(xi) Continual improvement is facilitated through the implementation of quality improvements appropriate to the current level of process and product knowledge;	(xi) 現在のレベルでの工程及び製品についての知識に照らして適切な品質改善を実行することを通じて、継続的な改善を促進する。
(xii) Arrangements are in place for the prospective evaluation of planned changes and their approval prior to implementation taking into account regulatory notification and approval where required;	(xii) 計画された変更を予測的に評価し、必要な場合は薬事規制上の届出又は承認を考慮して、当該変更を実施する前にそれを社内で承認する取決めが整っている。
(xiii) After implementation of any change, an evaluation is undertaken to confirm the quality objectives were achieved and that there was no unintended deleterious impact on product quality;	(xiii) 変更を実施した後、品質目標を達成していること及び製品品質に意図しない有害な影響が無いことを確認するため、評価を行う。
(xiv) An appropriate level of root cause analysis should be applied during the investigation of deviations, suspected product defects and other problems. This can be determined using Quality Risk Management principles. In cases where the true root cause(s) of the issue cannot be determined, consideration should be given to identifying the most likely root cause(s) and to addressing those. Where human error is suspected or identified as the cause, this should be justified having taken care to ensure that process, procedural or system based errors or problems have not been over looked, if present. Appropriate corrective actions and/or preventive actions (CAPAs) should be identified and taken in response to investigations. The effectiveness of such actions should be monitored and assessed, in line with Quality Risk Management principles;	(xiv) 逸脱、製品欠陥の疑い及び他の問題点の原因究明において、適切なレベルの根本原因の分析を適用すること。これは品質リスクマネジメントの原則を適用して決定することができる。問題の真の根本原因を決められない場合は、根本原因である可能性の最も高い項目を特定することに傾注し、その項目に焦点を当てること。原因として人為的な過誤が疑われる又は特定された場合は、工程上の、手順上の若しくはシステム上のエラー又は問題が存在するとしたら、それらが看過されていないことを保証するよう留意し、妥当な結論であることを示すこと。原因究明に対応して、適切な是正措置・予防措置（CAPA）を決定し、講じること。そのような措置の有効性を、品質リスクマネジメントの原則に沿ってモニターし、評価すること。

(xv) Medicinal products are not sold or supplied before an Authorised Person has certified that each production batch has been produced and controlled in accordance with the requirements of the Marketing Authorisation and any other regulations relevant to the production, control and release of medicinal products;	（xv）販売承認の要求事項並びに医薬品の製造、管理及び出荷可否判定に関する他の法規に従って各製造バッチが製造され、管理されたことをオーソライズドパーソンが保証するまで、医薬品を販売又は供給しない。
(xvi) Satisfactory arrangements exist to ensure, as far as possible, that the medicinal products are stored, distributed and subsequently handled so that quality is maintained throughout their shelf life;	（xvi）有効期限を通じて品質を維持するべく医薬品を保存し、配送し、その後も取り扱うことを、可能な限り確実にするため、十分な取決めがある。
(xvii) There is a process for self-inspection and/or quality audit, which regularly appraises the effectiveness and applicability of the Pharmaceutical Quality System.	（xvii）医薬品品質システムの有効性及び適用可能性を定期的に評価する自己点検・品質監査のプロセスがある。
1.5　Senior management has the ultimate responsibility to ensure an effective Pharmaceutical Quality System is in place, adequately resourced and that roles, responsibilities, and authorities are defined, communicated and implemented throughout the organisation. Senior management's leadership and active participation in the Pharmaceutical Quality System is essential. This leadership should ensure the support and commitment of staff at all levels and sites within the organisation to the Pharmaceutical Quality System.	1.5　上級経営陣の最終的な責任として、効果的な医薬品品質システムが整っており、適切にリソース配分されていること、組織全体に役割、責任及び権限が規定され、周知され、実行されていることを保証すること。上級経営陣のリーダーシップ及び医薬品品質システムへの積極的な参加が必須である。このリーダーシップは、組織内の全ての階層及び全ての事業所のスタッフによる医薬品品質システムへの支持とコミットメントを保証するものであること。
1.6　There should be per iodic management review, with the involvement of senior management, of the operation of the Pharmaceutical Quality System to identify opportunities for continual improvement of products, processes and the system itself.	1.6　製品、工程及びシステム自体の継続的な改善の機会を特定するため、上級経営陣の関与の下、医薬品品質システムの運用についての定期的マネジメントレビューがなされること。
1.7　The Pharmaceutical Quality System should be defined and documented. A Quality Manual or equivalent documentation should be established and should contain a description of the quality management system including management responsibilities.	1.7　医薬品品質システムを規定し、文書化すること。品質マニュアル又は同等の文書を作成するとともに、それに経営陣*訳注の責任を含む品質マネジメントシステムについての記載を含めること。 （*訳注：上級経営陣の下で実際の管理業務を行う人（々）を指す。以下同じ。）
GOOD MANUFACTURING PRACTICE FOR MEDICINAL PRODUCTS	医薬品 GMP
1.8　Good Manufacturing Practice is that part of Quality Management which ensures that products are consistently produced and controlled to the quality standards appropriate to their intended use and as required by the Marketing Authorisation, Clinical Trial Authorisation or product specification. Good Manufacturing	1.8　GMPは、製品がその使用目的に適し、販売承認、治験承認又は製品規格書で要求されている品質基準に対応して一貫して製造され、管理されていることを保証する品質マネジメントの一部である。GMPは、製造と品質管理の双方に関わっている。GMPの基本要件は、以下のとおりである。

Practice is concerned with both production and quality control. The basic requirements of GMP are that:	
(i) All manufacturing processes are clearly defined, systematically reviewed in the light of experience and shown to be capable of consistently manufacturing medicinal products of the required quality and complying with their specifications;	(i) 全ての製造工程について、明確に規定し、経験に照らして体系的に見直すとともに、求められる品質の医薬品を一貫して製造し、その規格に適合することが出来ることを示すこと。
(ii) Critical steps of manufacturing processes and significant changes to the process are validated;	(ii) 製造工程中の重要ステップ及び工程に対する重大な変更を、バリデートすること。
(iii) All necessary facilities for GMP are provided including: ・Appropriately qualified and trained personnel; ・Adequate premises and space; ・Suitable equipment and services; ・Correct materials, containers and labels; ・Approved procedures and instructions, in accordance with the Pharmaceutical Quality System; ・Suitable storage and transport.	(iii) 以下を含む、GMP に必要な全ての施設を備えていること。 ・適切に適格性が確認され、教育訓練された人員 ・適切な建物及びスペース ・ふさわしい設備及び付帯施設 ・適正な原材料、容器及び表示 ・医薬品品質システムに従って承認された手順書及び指図書 ・適切な保管及び搬送
(iv) Instructions and procedures are written in an instructional form in clear and unambiguous language, specifically applicable to the facilities provided;	(iv) 指図書及び手順書は、明白で分かりやすい文言で指示する形式で、その施設に具体的に適合する形で記載すること。
(v) Procedures are carried out correctly and operators are trained to do so;	(v) 手順を正しく実行し、作業者がそのように行うよう教育訓練すること。
(vi) Records are made, manually and/or by recording instruments, during manufacture which demonstrate that all the steps required by the defined procedures and instructions were in fact taken and that the quantity and quality of the product was as expected;	(vi) 製造中に手書き・記録装置によって記録書を作成し、規定された手順書及び指図書で求められた全てのステップが実際に行われたこと、製品の数量及び品質が期待どおりであることを実証すること。
(vii) Any significant deviations are fully recorded, investigated with the objective of determining the root cause and appropriate corrective and preventive action implemented;	(vii) 重大な逸脱を完全に記録し、その根本原因を特定し、適切な是正措置及び予防措置を実施する目的をもって調査すること。
(viii) Records of manufacture including distribution which enable the complete history of a batch to be traced are retained in a comprehensible and accessible form;	(viii) 完全なバッチ履歴の追跡を可能とする製造（配送を含む）の記録書を、分かり易くアクセス可能な形で保存すること。
(ix) The distribution of products minimises any risk to their quality and takes account of good distribution practice;	(ix) 製品の配送は、品質へのリスクを最小化するものであり、GDPを考慮したものであること。
(x) A system is available to recall any batch of product, from sale or supply;	(x) どの製品バッチも販売又は供給から回収できるシステムがあること。
(xi) Complaints about products are examined, the causes of quality defects investigated and appropriate measures taken in respect of the	(xi) 製品についての苦情を調査し、品質欠陥の原因を究明し、欠陥製品について適切な措置を講じて、再発を防止すること。

defective products and to prevent reoccurrence.	
QUALIY CONTROL	品質管理
1.9　Quality Control is that part of Good Manufacturing Practice which is concerned with sampling, specifications and testing, and with the organisation, documentation and release procedures which ensure that the necessary and relevant tests are actually carried out and that materials are not released for use, nor products released for sale or supply, until their quality has been judged to be satisfactory. The basic requirements of Quality Control are that:	1.9　品質管理は、検体採取、規格及び試験に関わり、必要な関連する試験が実際に行われ、品質が満足できるものであると判定されるまで、原材料が使用のため出庫許可されず、又は製品が販売若しくは供給のため出荷許可されないことを保証する組織、文書化及び出荷可否判定手順に関わるGMPの一部である。品質管理の基本要件は、以下のとおりである。
(i) Adequate facilities, trained personnel and approved procedures are available for sampling and testing star ting materials, packaging materials, intermediate, bulk, and finished products, and where appropriate for monitoring environmental conditions for GMP purposes;	(i)　出発原料、包装材料、中間製品、バルク製品及び最終製品について検体採取及び試験するために、並びに（適切な場合）GMP目的で環境条件をモニターするために、適切な施設、教育訓練された人員及び承認された手順書が利用可能であること。
(ii) Samples of starting materials, packaging materials, intermediate products, bulk products and finished products are taken by approved personnel and methods;	(ii)　出発原料、包装材料、中間製品、バルク製品及び最終製品の検体は、承認された人員及び方法で採取すること。
(iii) Test methods are validated;	(iii)　試験方法をバリデートすること；
(iv) Records are made, manually and/or by recording instruments, which demonstrate that all the required sampling, inspecting and testing procedures were actually carried out. Any deviations are fully recorded and investigated;	(iv)　手書き・記録装置によって記録書を作成し、求められた全ての検体採取、検査及び試験手順が実際に行われたことを実証すること。いかなる逸脱も完全に記録し、原因究明すること。
(v) The finished products contain active ingredients complying with the qualitative and quantitative composition of the Marketing Authorisation, or Clinical Trial Authorisation, are of the purity required, and are enclosed within their proper containers and correctly labelled;	(v)　最終製品が、販売承認又は治験承認に規定された定性的及び定量的な組成に適合した有効成分を含有し、要求された純度を保持するとともに、適切な容器に封入され、適正に表示されること。
(vi) Records are made of the results of inspection and that testing of materials, intermediate, bulk, and finished products is formally assessed against specification. Product assessment includes a review and evaluation of relevant production documentation and an assessment of deviations from specified procedures;	(vi)　記録書は検査結果に基づいて作成し、原材料、中間製品、バルク製品及び最終製品の試験記録を規格書に照らして正式に評価すること。製品の評価には、関連する製造文書の照査及び評価、並びに規定された手順書からの逸脱の評価が含まれる。
(vii) No batch of product is released for sale or supply prior to certification by an Authorised Person that it is in accordance with the requirements of the relevant authorisations;	(vii)　該当する承認要件の要求事項に従っていることをオーソライズドパーソンが認証する前に、製品のバッチを販売又は供給のため出荷許可してはならない。
(viii) Sufficient reference samples of star ting materials and products are retained in accordance with Annex 19 to permit future examination of the product if necessary and that	(viii)　必要であれば将来的に試験が行えるよう、出発原料及び製品の十分な参考品をアネックス１９に従って保存するとともに、製品については最終包装状態で保存すること。

the product is retained in the final pack.	
PRODUCT QUALITY REVIEW	製品品質の照査
1.10　Regular per iodic or rolling quality reviews of all authorised medicinal products, including export only products, should be conducted with the objective of verifying the consistency of the existing process, the appropriateness of cur rent specifications for both starting materials and finished product, to highlight any trends and to identify product and process improvements. Such reviews should normally be conducted and documented annually, taking into account previous reviews, and should include at least:	1.10　全ての許可医薬品（輸出専用製品を含む）について定期的に一括して行う又は分割して順次行う品質照査は、既存の工程の一貫性並びに出発原料及び最終製品双方の現行規格の適切性を検証する目的で実施し、いかなる傾向についても明らかにし、製品及び工程の改善の余地を確認すること。そのような照査は、過去の照査を考慮した上で通常年１回実施して文書化し、少なくとも以下を含めること。
(i) A review of star ting materials including packaging materials used in the product, especially those from new sources and in particular the review of supply chain traceability of active substances;	(i)　製品に使用される包装材料を含め、出発物質（特に、新たな供給元からのもの）の照査、とりわけ原薬のサプライチェーンのトレーサビリティについての照査
(ii) A review of critical in-process controls and finished product results;	(ii)　重要な工程内管理及び最終製品結果の照査
(iii) A review of all batches that failed to meet established specification(s) and their investigation ;	(iii)　確立された規格を満たさない全バッチ及びその原因究明の照査
(iv) A review of all significant deviations or non-conformances, their related investigations, and the effectiveness of resultant corrective and preventative actions taken;	(iv)　全ての重大な逸脱又は不適合、それらに関連する原因究明の照査、及び結果として講じられた是正措置及び予防措置の有効性についての照査
(v) A review of all changes carried out to the processes or analytical methods;	(v)　工程又は分析方法について行った全ての変更の照査
(vi) A review of Marketing Authorisation variations submitted, granted or refused, including those for third country (export only) dossiers;	(vi)　提出され、承認又は拒否された販売承認事項一部変更（第三国（輸出のみ）への書類を含む）の照査
(vii) A review of the results of the stability monitoring programme and any adverse trends;	(vii)　安定性モニタリングプログラムの結果の照査、及び好ましくない傾向についての照査
(viii) A review of all quality-related returns, complaints and recalls and the investigations performed at the time;	(viii)　品質に関連する全ての返品、苦情及び回収並びにその際に実施した原因究明の照査
(ix) A review of adequacy of any other previous product process or equipment corrective actions;	(ix)　その他製品工程又は設備について以前に実施した是正措置があれば、その適切性についての照査
(x) For new Marketing Authorisations and variations to Marketing Authorisations, a review of post-marketing commitments;	(x)　新規販売承認及び販売承認事項一部変更に関して、販売後コミットメントの照査
(xi) The qualification status of relevant equipment and utilities, e.g. HVAC, water , compressed gases, etc;	(xi)　関連する設備及びユーティリティ（例えばHVAC 、水、高圧ガス等）の適格性評価状況
(xii) A review of any contractual arrangements as defined in Chapter 7 to ensure that they are up to date.	(xii)　第７章に定義した契約に関する取決めが最新のものであることを保証するための照査
1.11　The manufacturer and, where different,	1.11　製造業者及び（製造業者と異なる場合）

Marketing Authorisation holder should evaluate the results of the review and an assessment made as to whether corrective and preventive action or any revalidation should be undertaken, under the Pharmaceutical Quality System. There should be management procedures for the ongoing management and review of these actions and the effectiveness of these procedures verified during selfinspection. Quality reviews may be grouped by product type, e.g. solid dosage forms, liquid dosage forms, sterile products, etc. where scientifically justified. Where the Marketing Authorisation holder is not the manufacturer, there should be a technical agreement in place between the various par ties that defines their respective responsibilities in producing the product quality review. The Authorised Person responsible for final batch certification together with the Marketing Authorisation holder should ensure that the quality review is performed in a timely manner and is accurate.	販売承認保有者*訳注は、医薬品品質システムの下で、照査結果を評価するとともに、是正措置及び予防措置又は再バリデーションを実行すべき否かについて評価を行うこと。斯かる措置及び自己点検時に検証された手順の実効性について継続して管理し、照査する管理手順があること。品質の照査は、科学的に妥当性を示せば、例えば固形製剤、液剤、無菌製剤等のように製品の種別毎にグループ化して差し支えない。 （訳注：日本では製造販売業者。以下同じ。） 販売承認保有者が製造業者と異なる場合は、品質照査の実施における各々の責務を規定する技術契約書が、関係者間で整っていること。販売承認保有者と共に最終的なバッチ認証に責任を有するオーソライズドパーソンは、品質照査が適切な時期に実施されており、正確であることを保証すること。
QUALITY RISK MANAGEMENT	**品質リスクマネジメント**
1.12　Quality risk management is a systematic process for the assessment, control, communication and review of risks to the quality of the medicinal product. It can be applied both proactively and retrospectively.	1.12 品質リスクマネジメントは、医薬品の品質へのリスクの評価、管理、伝達及び照査のための体系的なプロセスである。 品質リスクマネジメントは、事前対応としても回顧的にも適用することができる。
1.13　The principles of Quality Risk Management are that:	1.13 品質リスクマネジメントの原則は、以下のとおりである。
(i) The evaluation of the risk to quality is based on scientific knowledge, experience with the process and ultimately links to the protection of the patient;	(i) 品質へのリスクの評価は、科学的知見、工程の経験に基づくものであり、最終的に患者保護に帰結する。
(ii) The level of effort, formality and documentation of the Quality Risk Management process is commensurate with the level of risk. 　Examples of the processes and applications of Quality Risk Management can be found inter alia in Annex 20 or ICHQ9.	(ii) 品質リスクマネジメントのプロセスについての労力レベル、社内手続きの正式度及び文書化の程度は、リスクの程度に相応する。 品質リスクマネジメントのプロセス及び適用の事例については、特にアネックス20 又はICH Q9 が参考になる。
CHAPTER 2 **PERSONNEL**	**第2章** **人員**
PRINCIPLE	**原則**
The correct manufacture of medicinal products relies upon people. For this reason there must be sufficient qualified personnel to carry out all the tasks which are the responsibility of the manufacturer. Individual responsibilities should be clearly understood by the individuals and recorded. All personnel should be aware of the principles of	医薬品を正しく製造することは人に依存しているため、製造業者の責務である全ての業務を実施するに十分な数の適格な人員を有しなければならない。各々の責務について、当該個人が明確に理解し、記録していること。全ての人員は、該当するGMPの原則を認識し、必要に沿った導入時及び継続的な教育訓練（衛生管理の指導を

18

Good Manufacturing Practice that affect them and receive initial and continuing training, including hygiene instructions, relevant to their needs.	含む）を受講すること。
GENERAL	**全般事項**
2.1　The manufacturer should have an adequate number of personnel with the necessary qualifications and practical experience. Senior management should determine and provide adequate and appropriate resources (human, financial, materials, facilities and equipment) to implement and maintain the Pharmaceutical Quality System and continually improve its effectiveness. The responsibilities placed on any one individual should not be so extensive as to present any risk to quality.	2.1　製造業者は、必要な資格及び実務経験を有する適切な数の人員を有すること。医薬品品質システムを実行し、維持するとともに、その有効性を継続的に改善するため、上級経営陣は、十分かつ適切なリソース（人材、財源、物品、施設及び設備）を決定し、提供すること。一個人に課せられる責務は、品質にリスクをもたらすほど広範なものであってはならない。
2.2　The manufacturer must have an organisation chart in which the relationships between the heads of Production, Quality Control and where applicable Head of Quality Assurance or Quality Unit referred to in point 2.5 and the position of the Authorised Person(s) are clearly shown in the managerial hierarchy.	2.2　製造業者は、製造部門及び品質管理部門の長並びに（該当する場合）2.5 項で述べた品質保証又は品質部門の長の間の関係並びにオーソライズドパーソンの地位が、管理階層の中に明確に示されている組織図を有しなければならない。
2.3　People in responsible positions should have specific duties recorded in written job descriptions and adequate authority to carry out their responsibilities. Their duties may be delegated to designated deputies of a satisfactory qualification level. There should be no gaps or unexplained overlaps in the responsibilities of those personnel concerned with the application of Good Manufacturing Practice.	2.3　責任ある職位に在る者は、職務記述書に記録された特定の職責を有し、彼らの職責を実施する適切な権限を有すること。彼らの職責は、十分な資格レベルの指定された代理人に委任することができる。GMPの適用に係る人員の責務に、抜けや説明できない重複があってはならない。
2.4　Senior management has the ultimate responsibility to ensure an effective Pharmaceutical Quality System is in place to achieve the quality objectives, and, that roles, responsibilities, and authorities are defined, communicated and implemented throughout the organisation. Senior management should establish a quality policy that describes the overall intentions and direction of the company related to quality and should ensure continuing suitability and effectiveness of the Pharmaceutical Quality System and GMP compliance through participation in management review.	2.4　上級経営陣は、品質目標を達成する効果的な医薬品品質システムが整っていること、並びに組織全般に役割、責務及び権限が規定され、伝達され、実行されることを保証する最終的な責任を有する。上級経営陣は、品質に関する会社の全般的意思と方向を記述した品質方針を確立し、マネジメントレビューへの参画を通じて、医薬品品質システムの継続した適切性及び有効性並びにGMP 遵守を保証すること。
KEY PERSONNEL	**主要責任者**
2.5　Senior Management should appoint Key Management Personnel including the head of Production, the head of Quality Control, and if at least one of these persons is not responsible for the release of products the Authorised Person(s)	2.5　上級経営陣は、主要な管理職員（製造部門の長、品質管理部門の長を含む）を任命すること。これらの者のうち少なくとも1 名が製品の出荷可否判定の責任を有しなければ、その目的のためにオーソライズドパーソンを

19

designated for the purpose. Normally, key posts should be occupied by full-time personnel. The heads of Production and Quality Control must be independent from each other. In large organisations, it may be necessary to delegate some of the functions listed in 2.7, 2.8 and 2.9. Additionally, depending on the size and organisational structure of the company, a separate Head of Quality Assurance or Head of the Quality Unit may be appointed. Where such a function exists usually some of the responsibilities described in 2.7, 2.8 and 2.9 are shared with the Head of Quality Control and Head of Production and senior management should therefore take care that roles, responsibilities, and authorities are defined.	指定すること。通常、主要ポストは、常勤の人員があたること。製造部門及び品質管理部門の長は、互いに独立していなければならない。大組織においては、2.7、2.8 及び2.9 項に掲げた機能のうちいくつかは代行させる必要もあろう。加えて、企業の規模及び組織構造によっては、品質保証の長又は品質部門の長が別途指名される場合がある。そのような機能が存在する場合は通常、2.7、2.8 及び2.9 項に掲げる責務は品質管理部門の長と製造部門の長で分担されることから、上級経営陣は役割、責務、及び権限が明確にされるよう留意すること。
2.6　The duties of the Authorised Person(s) are described in the national requirements and can be summarized as follows:	2.6　オーソライズドパーソンの職責は、各国の要求事項に記載されており、以下のようにまとめることができる。
a) An Authorised Person must ensure that each batch of medicinal products has been manufactured and checked in compliance with the laws in force in that country and in accordance with the requirements of the Marketing Authorisation;	a) 医薬品の各バッチがその国で施行されている法律を遵守するとともに販売承認の要求事項に従って製造され、チェックされていることを、オーソライズドパーソンは保証しなければならない。
b) The Authorised Person(s) must meet the qualification requirements laid down in the national legislation, they shall be permanently and continuously at the disposal of the holder of the Manufacturing Authorisation to carry out their responsibilities;	b) オーソライズドパーソンは、その国の法令で定められた資格要件を満たさなければならず、製造許可の保有者の任命により、その責務を常勤で継続的に果たすものとする。
c) The responsibilities of an Authorised Person may be delegated, but only to other Authorised Person(s).	c) オーソライズドパーソンの責務を代行させることもできるが、他のオーソライズドパーソンに限ること。
2.7　The head of the Production Department generally has the following responsibilities:	2.7　製造部門の長は一般的に、以下の責務を有する。
(i) To ensure that products are produced and stored according to the appropriate documentation in order to obtain the required quality;	(i) 求められた品質を確保するため、適切な文書に従って、製品を製造し、保管することを保証する。
(ii) To approve the instructions relating to production operations and to ensure their strict implementation;	(ii) 製造作業に関連する指図書を承認し、その厳密な実行を保証する。
(iii) To ensure that the production records are evaluated and signed by an authorised person;	(iii) 製造の記録書をオーソライズドパーソンが評価し、署名することを保証する。
(iv) To ensure the qualification and maintenance of his department, premises and equipment;	(iv) 自らの部門、建物及び設備の適格性確認と保守管理を保証する。
(v) To ensure that the appropriate validations are done;	(v) 適切なバリデーションを実施することを保証する。
(vi) To ensure that the required initial and	(vi) 自らの部門の人員に、求められる導入時

continuing training of his department personnel is carried out and adapted according to need.	及び継続的な教育訓練を実施するとともに、教育訓練が必要に応じてなされることを保証する。
2.8　The head of the Quality Control Department generally has the following responsibilities:	2.8　品質管理部門の長は一般的に、以下の責務を有する。
(i) To approve or reject, as he/she sees fit, starting materials, packaging materials, and intermediate, bulk and finished products;	(i) 自らの判断により、出発原料、包装材料、中間製品、バルク製品及び最終製品の合格・不合格の判定を行う。
(ii) To ensure that all necessary testing is carried out and the associated records evaluated;	(ii) 全ての必要な試験が実施され、それに伴う記録書が評価されていることを保証する。
(iii) To approve specifications, sampling instructions, test methods and other Quality Control procedures;	(iii) 規格書、検体採取指図書、試験方法及び他の品質管理手順書を承認する。
(iv) To approve and monitor any contract analysts;	(iv) 分析委託先を承認し、モニターする。
(v) To ensure the qualification and maintenance of his/her department, premises and equipment;	(v) 自らの部門、建物及び設備について、適格性確認及び保守管理を保証する。
(vi) To ensure that the appropriate validations are done;	(vi) 適切なバリデーションが実施されていることを保証する。
(vii) To ensure that the required initial and continuing training of his department personnel is carried out and adapted according to need.	(vii) 自らの部門の人員に求められる導入時及び継続的な教育訓練を実施するとともに、教育訓練が必要に応じてなされることを保証する。
Other duties of the Quality Control Department are summarised in Chapter6.	他の品質管理部門の職責については、第6章にまとめられている。
2.9　The heads of Production, Quality Control and where relevant, Head of Quality Assurance or Head of Quality Unit, generally have some shared, or jointly exercised, responsibilities relating to quality including in particular the design, effective implementation, monitoring and maintenance of the Pharmaceutical Quality System. These may include, subject to any national regulations:	2.9　製造部門及び品質管理部門の長並びに（場合により）品質保証部門又は品質部門の長は一般的に、品質に関連する責務（特に、医薬品品質システムの設計、効果的な実施、モニタリングおよび維持を含む）を分担又は共同して実行する。斯かる責務は以下を含む（各国の法規による）。
(i) The authorisation of written procedures and other documents, including amendments;	(i) 手順書及びその他の文書の承認（改正を含む）
(ii) The monitoring and control of the manufacturing environment;	(ii) 製造環境のモニタリング及び管理
(iii) Plant hygiene;	(iii) 製造所の衛生管理
(iv) Process validation;	(iv) プロセスバリデーション
(v) Training;	(v) 教育訓練
(vi) The approval and monitoring of suppliers of materials;	(vi) 原材料供給業者の承認及びモニタリング
(vii) The approval and monitoring of contract manufacturers and providers of other GMP related outsourced activities;	(vii) 委託製造業者及びＧＭＰ関連外部委託作業の提供業者の承認及びモニタリング
(viii) The designation and monitoring of storage conditions for materials and products;	(viii) 原材料及び製品の保管条件の指定及びモニタリング
(ix) The retention of records;	(ix) 記録書の保存

(x) The monitoring of compliance with the requirements of Good Manufacturing Practice;	(x) GMP 要件遵守のモニタリング
(xi) The inspection, investigation, and taking of samples, in order to monitor factors which may affect product quality;	(xi) 製品品質に影響を及ぼす可能性がある因子をモニターするための、点検、原因究明及び検体の採取
(xii) Participation in management reviews of process performance, product quality and of the Pharmaceutical Quality System and advocating continual improvement;	(xii) 工程の能力、製品品質及び医薬品品質システムについてのマネジメントレビューへの参加、並びに継続的改善の支持への参加
(xiii) Ensuring that a timely and effective communication and escalation process exists to raise quality issues to the appropriate levels of management.	(xiii) 品質に関する問題をタイムリーかつ効果的に伝達し、経営陣の適切なレベルに提起する上程プロセスがあることの保証
TRAINING	教育訓練
2.10　The manufacturer should provide training for all the personnel whose duties take them into production and storage areas or into control laboratories (including the technical, maintenance and cleaning personnel), and for other personnel whose activities could affect the quality of the product.	2.10　製造業者は、職責により製造区域及び保管区域又は管理試験室に立ち入る全ての人員（技術、保守管理及び清掃の人員を含む）及びその行動が製品品質に影響を及ぼす可能性のある他の人員に、教育訓練を実施すること。
2.11　Besides the basic training on the theory and practice of the Pharmaceutical Quality System and Good Manufacturing Practice, newly recruited personnel should receive training appropriate to the duties assigned to them. Continuing training should also be given, and its practical effectiveness should be periodically assessed. Training programmes should be available, approved by either the head of Production or the head of Quality Control, as appropriate. Training records should be kept.	2.11　医薬品品質システム並びにGMPの理論及び実践に関する基本的な教育訓練以外に、新規に採用された人員は、割り当てられた職責に応じた適切な教育訓練を受けること。継続的な教育訓練も実施し、その実効性を定期的に評価すること。適宜、製造部門の長又は品質管理部門の長のいずれかが承認し、教育訓練プログラムが利用可能であること。教育訓練の記録書を保存すること。
2.12　Personnel working in areas where contamination is a hazard, e.g. clean areas or areas where highly active, toxic, infectious or sensitising materials are handled, should be given specific training.	2.12　汚染が危害となる区域（例えば、清浄区域又は高活性、毒性、感染性若しくは感作性を有する物質が取り扱われる区域）で作業する人員には、特別な教育訓練を実施すること。
2.13　Visitors or untrained personnel should, preferably, not be taken into the production and quality control areas. If this is unavoidable, they should be given information in advance, particularly about personal hygiene and the prescribed protective clothing. They should be closely supervised.	2.13　訪問者又は教育訓練を受けていない人員は、製造区域及び品質管理区域に立ち入らせないことが望ましい。避けられない場合は、事前に情報（特に人員の衛生管理及び所定の保護衣についての情報）を提供するとともに、彼らを注意深く監督すること。
2.14　The Pharmaceutical Quality System and all the measures capable of improving its understanding and implementation should be fully discussed during the training sessions.	2.14　医薬品品質システム並びにその理解及び実践を促進することを可能とする全ての方法について、教育訓練時に十分に討議すること。
PERSONNEL HYGINE	人員の衛生管理
2.15　Detailed hygiene programmes should be	2.15　詳細な衛生管理プログラムを確立し、工

established and adapted to the different needs within the factory. They should include procedures relating to the health, hygiene practices and clothing of personnel. These procedures should be understood and followed in a very strict way by every person whose duties take him into the production and control areas. Hygiene programmes should be promoted by management and widely discussed during training sessions.	場内の異なるニーズに応じて適用すること。衛生管理プログラムには、人員の保健、衛生管理の実践及び更衣に関連する手順を含めること。職責により製造区域及び管理区域に立ち入る全ての人員が斯かる手順を理解し、厳密な手続きに従うこと。衛生管理プログラムは、経営陣が推進し、教育訓練時に広く討議すること。
2.16 All personnel should receive medical examination upon recruitment. It must be the manufacturer 's responsibility that there are instructions ensuring that health conditions that can be of relevance to the quality of products come to the manufacturer's knowledge. After the first medical examination, examinations should be carried out when necessary for the work and personal health.	2.16 全ての人員は、採用時に健康診断を受けること。製造業者の責任として、製品の品質に影響する可能性のある健康状態を製造業者へ知らされることを保証する指導を行わなければならない。初回の健康診断の後、その作業及び個人の健康のため必要な時期に、健康診断を実施すること。
2.17 Steps should be taken to ensure as far as is practicable that no person affected by an infectious disease or having open lesions on the exposed surface of the body is engaged in the manufacture of medicinal products.	2.17 感染性疾患に罹患した者又は身体の露出表面に開放病巣を有する者が医薬品製造に従事しないことを可能な限り確実にする方策を講じること。
2.18 Every person entering the manufacturing areas should wear protective garments appropriate to the operations to be carried out.	2.18 製造区域に立ち入る全ての者は、実施する作業に応じた適切な保護衣を着用すること。
2.19 Eating, drinking, chewing or smoking, or the storage of food, drink, smoking materials or personal medication in the production and storage areas should be prohibited. In general, any unhygienic practice within the manufacturing areas or in any other area where the product might be adversely affected should be forbidden.	2.19 飲食、ガム若しくは喫煙、又は食物、飲料、喫煙材料もしくは個人的医薬品の保管は、製造区域及び保管区域内では禁止すること。一般的に、製造区域内又は製品が悪影響を受けるおそれがある他の区域内における非衛生的な行為は、禁止すること。
2.20 Direct contact should be avoided between the operator's hands and the exposed product as well as with any part of the equipment that comes into contact with the products.	2.20 露出されている製品及び設備の製品接触部分に作業者の手が直接接触することは避けること。
2.21 Personnel should be instructed to use the hand-washing facilities.	2.21 人員に手洗い設備を使用するよう指示すること。
2.22 Any specific requirements for the manufacture of special groups of products, for example sterile preparations, are covered in the annexes.	2.22 特殊な製品グループ（例えば無菌製剤）の製造に関する特別要求事項については、アネックスに掲げる。
CONSULTANTS	コンサルタント
2.23 Consultants should have adequate education, training, and experience, or any combination thereof, to advise on the subject for which they are retained.	2.23 コンサルタントは、彼らが雇用された案件について助言するため、適切な教育、訓練及び経験（又はそれらの組み合わせ）を有すること。
Records should be maintained stating the name,	その氏名、住所、資格、及びコンサルタントに

address, qualifications, and type of service provided by these consultants.	よって提供された役務の種類について、記録書を保存すること。

# CHAPTER 3 **PREMISES AND EQUIPMENT**	第3章 建物及び設備
PRINCIPLE	原則
Premises and equipment must be located, designed, constructed, adapted and maintained to suit the operations to be carried out. Their layout and design must aim to minimise the risk of errors and permit effective cleaning and maintenance in order to avoid cross-contamination, build-up of dust or dirt and, in general, any adverse effect on the quality of products.	実施される作業にふさわしいように、建物及び装置を配置し、設計し、建造し、供用し、保守管理しなければならない。その配置及び設計は、過誤のリスクを最小にすることを目途とするとともに、交叉汚染、じん埃又は汚れの蓄積及び（一般的に）製品品質への悪影響を回避するために、有効な洗浄及び保守管理を可能とするものでなければならない。
PREMISES	建物
General	全般事項
3.1　Premises should be situated in an environment which, when considered together with measures to protect the manufacture, presents minimal risk of causing contamination of materials or products.	3.1　製造を保護する手段と併せて考慮すると、原材料及び製品の汚染を引き起こすリスクが最小限である環境に、建物を置くこと。
3.2　Premises should be carefully maintained, ensuring that repair and maintenance operations do not present any hazard to the quality of products. They should be cleaned and, where applicable, disinfected according to detailed written procedures.	3.2　補修及び保守管理の作業が製品の品質に危害をもたらさないことを保証するよう、建物を注意深く維持管理すること。詳細な手順書に従って清掃し、（該当する場合）消毒すること。
3.3　Lighting, temperature, humidity and ventilation should be appropriate and such that they do not adversely affect, directly or indirectly, either the medicinal products during their manufacture and storage, or the accurate functioning of equipment.	3.3　照明、温度、湿度及び換気が適切であり、それらが製造及び保管中の医薬品又は装置の正確な作動に直接的又は間接的に悪影響を及ぼさないこと。
3.4　Premises should be designed and equipped so as to afford maximum protection against the entry of insects or other animals.	3.4　昆虫又は他の動物の侵入から最大限に守るように、建物を設計し、装備すること。
3.5　Steps should be taken in order to prevent the entry of unauthorised people. Production, storage and quality control areas should not be used as a right of way by personnel who do not work in them.	3.5　無許可の人の立入りを防止する方策が講じられていること。製造、保管及び品質管理区域は、そこで作業しない人員が通路として使用してはならない。
Production Areas	製造区域
3.6　Cross-contamination should be prevented for all products by appropriate design and operation of manufacturing facilities. The measures to prevent cross-contamination should be commensurate with the risks. Quality Risk Management principles should be used to assess and control the risks. Depending of the level of risk, it may be necessary to dedicate premises and equipment for manufacturing and/or	3.6　適切な工場設計及び製造設備の操作によって全ての製品の交叉汚染を防止しなければならない。交叉汚染を防ぐ手段は、汚染リスクに相応していなければならない。そのリスクの評価、管理手法に品質リスクマネジメントが用いられなければならない。リスクレベルに従い、製造及び/又は包装作業に供される建物及び装置を専用にすることが必要となり得る。専用設備は医薬製品製造に以下のリスクがあ

24

packaging operations. Dedicated facilities are required for manufacturing when a medicinal product presents a risk because:
   i. the risk cannot be adequately controlled by operational and/ or technical measures,
   ii. scientific data from the toxicological evaluation does not support a controllable risk (e.g. allergenic potential from highly sensitising materials such as beta-lactams) or
   iii. relevant residue limits, derived from the toxicological evaluation, cannot be satisfactorily determined by a validated analytical method.
   Further guidance can be found in Chapter 5 and in Annexes 2, 3, 4, 5 & 6.
	る場合に必要となる：
	
	 i.リスクが操作手段及び/又は技術的手段によって適切に管理できない場合。
	 ii.毒性評価による科学的データでは、リスク（即ち、β-ラクタムのような高感作性物質に起因するアレルギー性潜在物）をコントロール出来ない場合。
	 iii.又は、バリデートされた分析法を用いても毒性評価に由来する残留限度値を満足に決定できない場合等。
	 更なるガイダンスを第5章及びAnnexの2, 3, 4, 5, 6 に示す。

3.7 Premises should preferably be laid out in such a way as to allow the production to take place in areas connected in a logical order corresponding to the sequence of the operations and to the requisite cleanliness levels.	3.7 作業の流れ及び必要な清浄度レベルに応じた論理的な順序で連結した区域において製造が行われるよう、設計することが望ましい。
3.8 The adequacy of the working and in-process storage space should permit the orderly and logical positioning of equipment and materials so as to minimise the risk of confusion between different medicinal products or their components, to avoid cross-contamination and to minimize the risk of omission or wrong application of any of the manufacturing or control steps.	3.8 異なる医薬品又はその構成物の混同を最小化し、交叉汚染を回避し、製造若しくは管理ステップの実施漏れ又は誤った適用のリスクを最小限にするよう、適切な作業スペース及び工程内保管スペースに、装置及び物品を整然と論理的に配置すること。
3.9 Where starting and primary packaging materials, intermediate or bulk products are exposed to the environment, interior surfaces (walls, floors and ceilings) should be smooth, free from cracks and open joints, and should not shed particulate matter and should permit easy and effective cleaning and, if necessary, disinfection.	3.9 出発原料及び一次包装材料、中間製品又はバルク製品が環境に暴露される場合は、建物内部の表面（壁、床及び天井）は、平滑でひび割れ及び開放接合部がなく、微粒子物質を脱落させないものであるとともに、容易かつ効果的な清掃及び必要な場合には消毒が行えるものであること。
3.10 Pipework, light fittings, ventilation points and other services should be designed and sited to avoid the creation of recesses which are difficult to clean. As far as possible, for maintenance purposes, they should be accessible from outside the manufacturing areas.	3.10 配管、照明取付け具、換気及び他の付帯施設は、清掃しにくい窪みの形成を回避するよう設計し、配置すること。保守管理の目的のため、可能な限り製造区域外から到達可能であること。
3.11 Drains should be of adequate size, and have trapped gullies. Open channels should be avoided where possible, but if necessary, they should be shallow to facilitate cleaning and disinfection.	3.11 排水溝は、適切なサイズで、トラップ付きの落とし込みを有すること。開放溝は可能な限り避けるが、必要であれば、清掃及び消毒を実施し易いよう浅くしておくこと。
3.12 Production areas should be effectively ventilated, with air control facilities (including temperature and, where necessary, humidity and filtration) appropriate both to the products handled, to the operations undertaken within them	3.12 製造区域は、取り扱う製品、そこで行われる作業及び外部環境のいずれに対しても適切な空調設備（温度のほか、必要な場合は湿度及びろ過を含む）を使用して、効果的に換気すること。

and to the external environment.	
3.13 Weighing of starting materials usually should be carried out in a separate weighing room designed for such use.	3.13 出発原料の秤量は通常、その用途のために設計され、区分された秤量室で行うこと。
3.14 In cases where dust is generated (e.g. during sampling, weighing, mixing and processing operations, packaging of dry products), specific provisions should be taken to avoid cross-contamination and facilitate cleaning.	3.14 じん埃が発生する場合（例えば、サンプリング、秤量、混合及び加工の作業中、乾いた状態の製品の包装時）は、交叉汚染を回避して清掃を行いやすくする特別な予防措置を講じること。
3.15 Premises for the packaging of medicinal products should be specifically designed and laid out so as to avoid mix-ups or cross-contamination.	3.15 医薬品の包装のための建物は、混同又は交叉汚染を回避できるよう、特別に設計し、配置すること。
3.16 Production areas should be well lit, particularly where visual on-line controls are carried out.	3.16 製造区域（特に目視による製造管理を実施する場所）は、十分な明るさであること。
3.17 In-process controls may be carried out within the production area provided they do not carry any risk to production.	3.17 工程内管理は、製造に対してリスクをもたらさない限りにおいて、製造区域内で実施してもよい。
Storage Areas	保管区域
3.18 Storage areas should be of sufficient capacity to allow orderly storage of the various categories of materials and products: starting and packaging materials, intermediate, bulk and finished products, products in quarantine, released, rejected, returned or recalled.	3.18 保管区域は、以下のような様々なカテゴリーの原材料及び製品を整然と保管できる十分な広さであること：出発原料及び包装材料、中間製品、バルク製品及び最終製品、区分保管中の製品、合格判定された製品、不合格判定された製品、返品又は回収された製品
3.19 Storage areas should be designed or adapted to ensure good storage conditions. In particular, they should be clean and dry and maintained within acceptable temperature limits. Where special storage conditions are required (e.g. temperature, humidity) these should be provided, checked and monitored.	3.19 良好な保管条件を保証するよう、保管区域を設計又は供用すること。特に、当該区域は、清潔で乾いた状態とし、許容される温度限度値内に維持管理すること。特別な保管条件が必要な場合は（例えば温度、湿度）、それらを供給し、チェックし、モニターすること。
3.20 Receiving and dispatch bays should protect materials and products from the weather. Reception areas should be designed and equipped to allow containers of incoming materials to be cleaned where necessary before storage.	3.20 搬入・搬出口は、天候から原材料及び製品を保護するものであること。入荷原材料の容器を（必要な場合）保管前に清掃できるように、受入区域を設計し、装備すること。
3.21 Where quarantine status is ensured by storage in separate areas, these areas must be clearly marked and their access restricted to authorised personnel. Any system replacing the physical quarantine should give equivalent security.	3.21 分離された区域での保管によって区分保管状態が保証される場合は、斯かる区域を明確に表示するとともに、当該区域への立入は認定された人員に制限しなければならない。物理的な区分保管に代わるシステムを用いる場合は、同等のセキュリティを提供するものであること。
3.22 There should normally be a separate sampling area for starting materials. If sampling is performed in the storage area, it should be conducted in such a way as to prevent contamination or cross-contamination.	3.22 通常、出発原料用に分離した検体採取区域があること。検体採取が保管区域で実施される場合は、汚染又は交叉汚染を防止するような方法で行うこと。

3.23　Segregated areas should be provided for the storage of rejected, recalled or returned materials or products.	3.23　不合格判定され、回収され又は返品された原材料若しくは製品の保管用に隔離された区域を有すること。
3.24　Highly active materials or products should be stored in safe and secure areas.	3.24　高活性の物質又は製品は、安全で確実な区域に保管すること。
3.25　Printed packaging materials are considered critical to the conformity of the medicinal product and special attention should be paid to the safe and secure storage of these materials.	3.25　印刷された包装材料は、医薬品の適合性に重要と考えられるため、斯かる包装材料の安全で確実な保管に特別の注意を払うこと。
Quality Control Areas	品質管理区域
3.26　Normally, Quality Control laboratories should be separated from production areas. This is particularly important for laboratories for the control of biologicals, microbiologicals and radioisotopes, which should also be separated from each other.	3.26　通常、品質管理試験室は、製造区域から分離すること。これは生物、微生物及び放射性同位元素の管理のための試験室で特に重要であり、それら試験室も互いに分離すること。
3.27　Control laboratories should be designed to suit the operations to be carried out in them. Sufficient space should be given to avoid mix-ups and cross-contamination. There should be adequate suitable storage space for samples and records.	3.27　管理試験室は、そこで行われる作業に適するよう設計すること。混同及び交叉汚染を避けるため十分なスペースを与えること。検体及び記録書のための適切で相応の保管スペースがあること。
3.28　Separate rooms may be necessary to protect sensitive instruments from vibration, electrical interference, humidity, etc.	3.28　敏感な機器を振動、電気的妨害、湿度等から保護するため、分離した部屋が必要であろう。
3.29　Special requirements are needed in laboratories handling particular substances, such as biological or radioactive samples.	3.29　特殊な物質（生物学的又は放射活性のある検体等）を扱う試験室には、特別な要件が求められる。
Ancillary Areas	付随区域
3.30　Rest and refreshment rooms should be separate from other areas.	3.30　休憩室は、他の区域と分離すること。
3.31　Facilities for changing clothes and for washing and toilet purposes should be easily accessible and appropriate for the number of users. Toilets should not directly communicate with production or storage areas.	3.31　更衣設備並びに手洗い及びトイレ設備は、容易にアクセスでき、使用者数に対し適切な数があること。トイレは、製造又は保管区域と直接通じていてはならない。
3.32　Maintenance workshops should as far as possible be separated from production areas. Whenever parts and tools are stored in the production area, they should be kept in rooms or lockers reserved for that use.	3.32　保守管理の作業場は、製造区域から可能な限り離れていること。部品及び工具を製造区域で保管する場合は、それらをその用途専用の部屋又はロッカー内に保管すること。
3.33　Animal houses should be well isolated from other areas, with separate entrance (animal access) and air handling facilities.	3.33　動物舎は、別の入口（動物へのアクセス）及び空気処理設備を備え、他の区域から十分に分離すること。
EQUIPMENT	設備
3.34　Manufacturing equipment should be designed, located and maintained to suit its intended purpose.	3.34　製造設備は、その所期の目的に適するよう設計し、配置し、保守管理すること。
3.35　Repair and maintenance operations should not present any hazard to the quality of the	3.35　補修及び保守管理の作業は、製品品質に危害をもたらしてはならない。

	products.	
3.36	Manufacturing equipment should be designed so that it can be easily and thoroughly cleaned. It should be cleaned according to detailed and written procedures and stored only in a clean and dry condition.	3.36. 製造設備は、容易にかつ完全に清掃できるよう設計すること。製造設備は、詳細な手順書に従って洗浄し、清浄で乾いた状態でのみ保管すること。
3.37	Washing and cleaning equipment should be chosen and used in order not to be a source of contamination.	3.37 洗浄及び清掃設備は、汚染源とならないよう選定し、使用すること。
3.38	Equipment should be installed in such a way as to prevent any risk of error or of contamination.	3.38 設備は、過誤又は汚染を防止するよう設置すること。
3.39	Production equipment should not present any hazard to products. Parts of production equipment that come into contact with the product must not be reactive, additive or absorptive to such an extent that it will affect the quality of the product and thus present any hazard.	3.39 製造設備は、製品に危害をもたらしてはならない。製品と接触することとなる製造設備の部品は、製品の品質に影響し、危険を生じる程に反応性、付加性又は吸着性があってはならない。
3.40	Balances and measuring equipment of an appropriate range and precision should be available for production and control operations.	3.40 天秤及び測定の設備が適切な範囲及び精度であり、製造及び管理の作業のため利用可能であること。
3.41	Measuring, weighing, recording and control equipment should be calibrated and checked at defined intervals by appropriate methods. Adequate records of such tests should be maintained.	3.41 測定、秤量、記録及び管理設備は、適切な方法によって規定された間隔で校正し、チェックすること。斯かる試験の適切な記録書を保存すること。
3.42	Fixed pipework should be clearly labelled to indicate the contents and, where applicable, the direction of flow.	3.42 固定配管は、内容物及び（該当する場合）流れの方向を示すため、明確に表示すること。
3.43	Distilled, deionized and, where appropriate, other water pipes should be sanitized according to written procedures that detail the action limits for microbiological contamination and the measures to be taken.	3.43 蒸留水、脱イオン水及び（適切な場合）他の水の配管は、微生物汚染に係る行動制限及び講じるべき措置を詳述する手順書に従って、消毒すること。
3.44	Defective equipment should, if possible, be removed from production and quality control areas, or at least be clearly labelled as defective.	3.44 欠陥のある設備は、（可能な場合）製造区域及び品質管理区域から撤去するか、又は少なくとも欠陥のあることを明確に表示すること。

原文	和訳
CHAPTER 4 DOCUMENTATION	第4章 文書化
PRINCIPLE	原則
Good documentation constitutes an essential part of the quality assurance system and is key to operating in compliance with GMP requirements. The various types of documents and media used should be fully defined in the manufacturer's Quality Management System. Documentation may exist in a variety of forms, including paper-based, electronic or photographic media. The main objective of the system of documentation utilised must be to establish, control, monitor and record all activities	文書化を適正に行うことは、品質保証システムの不可欠な要素を構成しており、GMP要求事項に適合するための要である。様々な形態の文書及び媒体を、製造業者の品質マネジメントシステム内で完全に規定すること。文書は、種々の形態（紙ベース、電子媒体、写真媒体を含む）で存在する。文書化システムを活用する主な目的は、医薬品の品質の全ての面に直接又は間接的に影響を与える全ての活動を確立し、管理し、モニターし、記録することである。要求事項が

which directly or indirectly impact on all aspects of the quality of medicinal products. The Quality Management System should include sufficient instructional detail to facilitate a common understanding of the requirements, in addition to providing for sufficient recording of the various processes and evaluation of any observations, so that ongoing application of the requirements may be demonstrated.	適用されていることを実証することができるよう、品質マネジメントシステムは、様々な作業過程及び所見の評価についての十分な記録を行うことに加え、要求事項について共通の理解をさせるに十分な指図の詳細を含むこと。
There are two primary types of documentation used to manage and record GMP compliance: instructions (directions, requirements) and records/reports. Appropriate good documentation practice should be applied with respect to the type of document. Suitable controls should be implemented to ensure the accuracy, integrity, availability and legibility of documents. Instruction documents should be free from errors and available in writing. The term 'written' means recorded, or documented on media from which data may be rendered in a human readable form.	GMP適合性を管理し、記録するのに用いる文書には、2つの基本的な種類がある：指図書（指示事項、要求事項）及び記録書／報告書である。適切な文書管理を、文書の種類に対応して適用すること。 文書の正確性、完全性、利便性及び読み易さを保証するよう、適切な管理を実施すること。 指図書は、誤りがなく、書面で利用可能であること。「書面（written）」という用語は、データが人の読める形式にすることができる媒体上に文書化され、又は記録されていることを意味する。
REQUIRED GMP DOCUMENTATION (BY TYPE)	**要求される GMP 文書（種類別）**
Site Master File: A document describing the GMP related activities of the manufacturer.	**サイトマスターファイル**：製造所のGMPに関連する活動を記載した文書。
Instructions (directions, or requirements) type:	指図書（指示事項又は要求事項）の形態：
Specifications: Describe in detail the requirements with which the products or materials used or obtained during manufacture have to conform. They serve as a basis for quality evaluation	**規格書**：製造中に使用された又は得られた原材料若しくは製品が適合しなければならない要求事項の詳細を記載したもの。品質評価の根拠となる。
Manufacturing Formulae, Processing, Packaging and Testing Instructions: Provide detail all the starting materials, equipment and computerised systems (if any) to be used and specify all processing, packaging, sampling and testing instructions. In-process controls and process analytical technologies to be employed should be specified where relevant, together with acceptance criteria.	**製造処方、加工、包装、試験の指図書**：全ての出発原料、装置及び（もしあれば）コンピュータ化システムの詳細を示し、全ての加工、包装、検体採取、試験の指図を規定したもの。採用された工程内管理及びPATは場合により、判定基準とともに明記すること。
Procedures: (Otherwise known as Standard Operating Procedures, or SOPs), give directions for performing certain operations.	**手順書**：特定の作業を実施するための指示事項を示したもの。（標準業務手順書、SOPとしても知られている）
Protocols: Give instructions for performing and recording certain discreet operations.	**実施計画書**：特定の注意を要する作業を実施し、記録するための指図を示したもの。
Technical Agreements: Are agreed between contract givers and acceptors for outsourced activities.	**技術契約書**：外部委託作業のため委託者と受託者の間で合意したもの。
Record/Report type:	記録書／報告書
Records: Provide evidence of various actions taken to demonstrate compliance with instructions, e.g.	**記録書**：指図書への適合性を実証するために講じられた様々な措置（例えば、作業、発生した

activities, events, investigations, and in the case of manufactured batches a history of each batch of product, including its distribution. Records include the raw data which is used to generate other records. For electronic records regulated users should define which data are to be used as raw data. At least, all data on which quality decisions are based should be defined as raw data.	事象、原因究明、製造バッチの場合は、配送を含めた製品のバッチごとの履歴）の証拠を提供するもの。記録書を作成するため用いられた生データを含む。電子的な記録書に関しては、管理された利用者がどのデータを生データとして用いるかについて規定すること。少なくとも、品質判定の基となる全てのデータは、生データとして規定すること。
Certificates of Analysis: Provide a summary of testing results on samples of products or materials[2] together with the evaluation for compliance to a stated specification.	**試験成績書：**規定された規格への適合性評価とともに、製品又は原材料の検体の試験結果概要[注2]を提供するもの。
2　Alternatively the certification may be based, in-whole or in-part, on the assessment of real time data (summaries and exception reports) from batch related process analytical technology (PAT), parameters or metrics as per the approved marketing authorisation dossier.	注2　試験成績書に代えて、バッチ関連のPATから得たリアルタイムデータ（概要と逸脱報告）についての評価、販売承認書に記載のパラメータ又は測定項目についての評価を（全面的又は部分的に）行って規格適合性を認証してもよい。
Reports: Document the conduct of particular exercises, projects or investigations, together with results, conclusions and recommendations.	**報告書：**　特定の演習、プロジェクト又は原因究明を実施したことを、結果、結論及び勧告とともに、文書化したもの。
GENERATION AND CONTROL OF DOCUMENTATION	**文書の作成及び管理**
4.1　All types of document should be defined and adhered to. The requirements apply equally to all forms of document media types. Complex systems need to be understood, well documented, validated, and adequate controls should be in place. Many documents (instructions and/or records) may exist in hybrid forms, i.e. some elements as electronic and others as paper based. Relationships and control measures for master documents, official copies, data handling and records need to be stated for both hybrid and homogenous systems. Appropriate controls for electronic documents such as templates, forms, and master documents should be implemented. Appropriate controls should be in place to ensure the integrity of the record throughout the retention period.	4.1　全ての種類の文書を規定し、遵守すること。要求事項は、全ての形態の文書の媒体形式に同様に適用する。複雑なシステムは、理解できるようにし、適切に文書化し、バリデートする必要があり、適切な管理が整っていること。多くの文書（指図書・記録書）は、ある部分は電子的、他の部分は紙ベースといった、複合形態で存在する。原本、正式な副本、データの取扱い及び記録書の結びつき及び管理方法は、複合的システム及び同質的システムの両方について定まっている必要がある。電子文書（テンプレート、書式及び原本等）について、適切な管理を実施すること。保管すべき全期間にわたって記録の完全性を保証するよう、適切な管理が整っていること。
4.2　Documents should be designed, prepared, reviewed, and distributed with care. They should comply with the relevant parts of Product Specification Files, Manufacturing and Marketing Authorisation dossiers, as appropriate. The reproduction of working documents from master documents should not allow any error to be introduced through the reproduction process.	4.2　文書は注意して、設計し、作成し、照査し、配布すること。文書は適宜、製品仕様書、製造許可・販売承認書の関連部分に合致すること。原本から作業文書を複製するに当たって、複製過程で誤りを誘発させてはならない。
4.3　Documents containing instructions should be approved, signed and dated by appropriate and authorised persons. Documents should have	4.3　指図を含む文書は、適切なオーソライズドパーソンが承認し、署名し、日付を入れること。文書は明確な内容で、特定して識別可能であ

unambiguous contents and be uniquely identifiable. The effective date should be defined.	ること。発効日を定めること。
4.4　Documents containing instructions should be laid out in an orderly fashion and be easy to check. The style and language of documents should fit with their intended use. Standard Operating Procedures, Work Instructions and Methods should be written in an imperative mandatory style.	4.4　指図含む文書は、整頓して配置し、チェックし易くすること。文書のスタイル及び用語は、使用目的に合わせること。標準操作手順書及び作業指図書は、必然的かつ命令的なスタイルで書くこと。
4.5　Documents within the Quality Management System should be regularly reviewed and kept up- to-date. When a document has been revised, systems should be operated to prevent inadvertent use of superseded documents.	4.5　品質マネジメントシステム内の文書は、定期的に照査し、最新の状態にしておくこと。文書を改訂したときは、旧版の不用意な使用を防止するためシステムを運用すること。
4.6　Documents should not be hand-written; although, where documents require the entry of data, sufficient space should be provided for such entries.	4.6　文書を手書きしてはならないが、データ記入が必要な文書にあっては、斯かる記入のため十分なスペースを設けること。
GOOD DOCUMENTATION PRACTICES	**文書管理**
4.7　Handwritten entries should be made in clear , legible, indelible way.	4.7　手書き記入は、明確で読み易く、消去できない方法で行うこと。
4.8　Records should be made or completed at the time each action is taken and in such a way that all significant activities concerning the anufacture of medicinal products are traceable.	4.8　各作業を行った都度に、医薬品の製造に係る全ての重要な活動が追跡可能な方法で、記録書を作成又は完成すること。
4.9　Any alteration made to the entry on a document should be signed and dated; the alteration should permit the reading of the original information. Where appropriate, the reason for the alteration should be recorded.	4.9　文書記載に変更を加えるに当たっては、署名し、日付を入れること。当該変更は、元情報の読取りが可能であること。（適切な場合）変更の理由を記録すること。
RETENTION OF DOCUMENTS	**文書の保存**
4.10　It should be clearly defined which record is related to each manufacturing activity and where this record is located. Secure controls must be in place to ensure the integrity of the record throughout the retention period and validated where appropriate.	4.10　各製造活動にどの記録が関連するか、当該記録がどこに置かれているか、明確に規定すること。保存期間を通じて記録の完全性を保証するため、確実な管理が整っていなければならず、（適切な場合）バリデートしなければならない。
4.11　Specific requirements apply to batch documentation which must be kept for one year after expiry of the batch to which it relates or at least five years after certification of the batch by the Authorised Person, whichever is the longer. For investigational medicinal products, the batch documentation must be kept for at least five years after the completion or formal discontinuation of the last clinical trial in which the batch was used. Other requirements for retention of documentation may be described in legislation in relation to specific types of product	4.11　バッチの文書に適用される特別な要求事項として、当該バッチの有効期限後1年間又はオーソライズドパーソンによるバッチの出荷可否判定後、少なくとも5年間のいずれか長い期間、保存しなければならない。治験薬に係るバッチの文書は、当該バッチが使用された最終の治験の終了又は中止の後少なくとも5年間保存しなければならない。文書の保存に関する他の要求事項として、特定の種類の製品（例えばAdvanced Therapy Medicinal Products)に関連して法令で規定される場合があり、ある文書に更に長い保存期間を適用する

(e.g. Advanced Therapy Medicinal Products) and specify that longer retention periods be applied to certain documents.	旨が規定される場合がある。
4.12　For other types of documentation, the retention period will depend on the business activity which the documentation supports. Critical documentation, including raw data (for example relating to validation or stability), which supports information in the Marketing Authorisation should be retained whilst the authorization remains in force. It may be considered acceptable to retire certain documentation (e.g. raw data supporting validation reports or stability reports) where the data has been superseded by a full set of new data. Justification for this should be documented and should take into account the requirements for retention of batch documentation; for example, in the case of process validation data, the accompanying raw data should be retained for a period at least as long as the records for all batches whose release has been supported on the basis of that validation exercise.	4.12　その他の種類の文書に係る保存期間は、当該文書が裏付ける事業活動次第である。販売承認書中の情報を裏付ける（例えば、バリデーション又は安定性に関連する）生データを含む重要な文書は、当該承認が有効な間は保存すること。ある文書（例えば、バリデーション報告書又は安定性試験報告書を裏付けている生データ）について、そのデータが新しいデータセットに更新された場合に、保存対象から外すことも許容され得る。斯かる正当な理由を文書化するとともに、バッチの文書の保存に関する要求事項を考慮に入れること。例えば、プロセスバリデーションのデータの場合、当該バリデーション実施に基づいて出荷判定が裏付けられている全バッチの記録書と少なくとも同じ期間、付随する生データを保存すること。
The following section gives some examples of required documents. The quality management system should describe all documents required to ensure product quality and patient safety.	要求される文書の例を、次のセクションに掲げる。品質マネジメントシステムでは、製品品質及び患者の安全性を保証するため要求される全ての文書を記述すること。
SPECIFICATIONS	**規格書**
4.13　There should be appropriately authorised and dated specifications for star ting and packaging materials, and finished products.	4.13　出発原料、包装材料及び最終製品について、適切に認定され、日付の入った、規格書があること。
Specifications for starting and packaging materials	**出発原料及び包装材料の規格書**
4.14　Specifications for star ting and primary or printed packaging materials should include or provide reference to, if applicable:	4.14　出発原料、一次包装材料又は印刷された包装材料の規格書は、以下の事項を含む又は（該当する場合）参照先を示すこと。
a) A description of the materials, including:	a）その原材料についての記載（以下の事項を含む）
－ The designated name and the internal code reference; － The reference, if any, to a pharmacopoeial monograph; － The approved suppliers and, if reasonable, the original producer of the material; － A specimen of printed materials;	－ 指定された名称及び社内参照コード －（もしあれば）薬局方医薬品各条の参照先 － 承認された供給業者、及び（場合により）その原材料の製造元 － 印刷された材料の実物見本
b) Directions for sampling and testing;	b）検体採取及び試験のための指示事項
c) Qualitative and quantitative requirements with acceptance limits;	c）定性的及び定量的な要求事項（許容限界を含む）
d) Storage conditions and precautions;	d）保管条件及び保管上の注意事項
e) The maximum period of storage before	e）再試験前の最大保管期間

re-examination.	
Specifications for intermediate and bulk products	中間製品及びバルク製品の規格書
4.15　Specifications for intermediate and bulk products should be available for critical steps or if these are purchased or dispatched. The specifications should be similar to specifications for starting materials or for finished products, as appropriate.	4.15　重要ステップについて、又は中間製品及びバルク製品を購買し若しくは受け取るに際して、中間製品及びバルク製品の規格書が利用可能であること。当該規格書は適宜、出発原料又は最終製品の規格書に準じたものであること。
Specifications for finished products	最終製品の規格書
4.16　Specifications for finished products should include or provide reference to:	4.16　最終製品の規格書は、以下の事項を含む又は参照先を示すこと。
a) The designated name of the product and the code reference where applicable;	a) 製品の指定された名称及び（該当する場合）参照コード
b) The formula;	b) 処方
c) A description of the pharmaceutical form and package details;	c) 剤形及び包装の詳細についての記載
d) Directions for sampling and testing;	d) 検体採取及び試験のための指示事項
e) The qualitative and quantitative requirements, with the acceptance limits;	e) 定性的及び定量的な要求事項（許容限界を含む）
f) The storage conditions and any special handling precautions, where applicable;	f) 保管条件及び（該当する場合）特別な取扱い上の注意事項
g) The shelf-life.	g) 有効期間
MANUFACTURING FORMULA AND PROCESSING INSTRUCTIONS	製造処方及び工程指図書
Approved, written Manufacturing Formula and Processing Instructions should exist for each product and batch size to be manufactured.	承認され、文書化された製造処方及び工程指図書を、製品ごと及びバッチサイズごとに作成すること。
4.17　The Manufacturing Formula should include:	4.17　製造処方は、以下の事項を含むこと。
a) The name of the product, with a product reference code relating to its specification;	a) 製品の名称、その規格書に関連付ける製品参照コード
b) A description of the pharmaceutical form, strength of the product and batch size;	b) 剤形、製品の含量及びバッチサイズについての記載
c) A list of all starting materials to be used, with the amount of each, described; mention should be made of any substance that may disappear in the course of processing;	c) 用いる全ての出発原料及び各仕込量のリスト（加工の過程で消失する物質についても言及すること）
d) A statement of the expected final yield with the acceptable limits, and of relevant intermediate yields, where applicable.	d) 予想最終収量のついての記載（許容限度値を含む）、及び（該当する場合）関連する中間収量についての記載
4.18　The Processing Instructions should include:	4.18　工程指図書は、以下の事項を含むこと。
a) A statement of the processing location and the principal equipment to be used;	a) その工程を行う場所及び用いる主な装置についての記載
b) The methods, or reference to the methods, to be used for preparing the critical equipment (e.g. cleaning, assembling, calibrating, sterilising);	b) 重要な装置の準備作業（例えば、清掃、組立て、校正、滅菌）の方法、又は当該方法の参照先
c) Checks that the equipment and work station are clear of previous products, documents or	c) 装置及び作業台に以前の製品、行おうとする工程に不要な文書又は原材料がないこ

materials not required for the planned process, and that equipment is clean and suitable for use;	と、並びに装置が清掃され使用に適していることのチェック
d) Detailed stepwise processing instructions [e.g. checks on materials, pre-treatments, sequence for adding materials, critical process parameters (time, temp etc)];	d) 詳細な段階的な工程指図（例えば、原材料のチェック、前処理、原材料の添加順序、重要な工程パラメータ（時間、温度等））
e) The instructions for any in-process controls with their limits;	e) 工程内管理（限度値を含む）の指図
f) Where necessary, the requirements for bulk storage of the products; including the container , labeling and special storage conditions where applicable;	f) （必要な場合）製品のバルク保管の要求事項（容器、表示及び（該当する場合）特殊な保管条件を含む）
g) Any special precautions to be observed.	g) 監視すべき特別な注意事項
Packaging Instructions	包装指図書
4.19　Approved Packaging Instructions for each product, pack size and type should exist. These should include, or have a reference to, the following:	4.19　製品、包装の容量及び種別ごとに承認された包装指図書があること。包装指図書は、以下の事項を含む又は参照先を示すこと。
a) Name of the product; including the batch number of bulk and finished product;	a) 製品の名称（バルク及び最終製品のバッチ番号を含む）
b) Description of its pharmaceutical form, and strength where applicable;	b) 剤形、及び（該当する場合）含量についての記載
c) The pack size expressed in terms of the number, weight or volume of the product in the final container ;	c) 最終容器中の製品の数量、重量又は容量で表した包装サイズ
d) A complete list of all the packaging materials required, including quantities, sizes and types, with the code or reference number relating to the specifications of each packaging material;	d) 必要とされる全ての包装材料の完全なリスト（数量、サイズ、種別及び各包装材料の規格書に関連付けるコード又は参照番号を含む）
e) Where appropriate, an example or reproduction of the relevant printed packaging materials, and specimens indicating where to apply batch number references, and shelf life of the product;	e) 適切な場合）関連する印刷された包装材料の実例又は複製品、並びにバッチ番号の参照及び製品の有効期間をどこに表示するかの実物見本
f) Checks that the equipment and work station are clear of previous products, documents or materials not required for the planned packaging operations (line clearance), and that equipment is clean and suitable for use;	f) 装置及び作業台に以前の製品、行おうとする包装作業に不要な文書又は原材料がないこと（ラインクリアランス）、並びに装置が清掃され使用に適していることのチェック
g) Special precautions to be observed, including a careful examination of the area and equipment in order to ascertain the line clearance before operations begin;	g) 監視すべき特別な注意事項（作業を開始する前のラインクリアランスを確かめるための、区域及び装置の入念な点検を含む）
h) A description of the packaging operation, including any significant subsidiary operations, and equipment to be used;	h) 包装作業（重要な補助作業及び用いる装置を含む）についての記載
i) Details of in-process controls with instructions	i) 工程内管理の詳細（検体採取の指図及び許

34

for sampling and acceptance limits.	容限界を含む)
Batch Processing Record	バッチ工程記録書
4.20　A Batch Processing Record should be kept for each batch processed. It should be based on the relevant parts of the currently approved Manufacturing Formula and Processing Instructions, and should contain the following information:	4.20　バッチ工程記録書は、製造されたバッチごとに保存すること。現行承認されている製造処方及び工程指図書の関連部分に基づくとともに、以下の情報を含むこと。
a) The name and batch number of the product;	a）製品の名称及びバッチ番号
b) Dates and times of commencement, of significant intermediate stages and of completion of production;	b）製造の始まり、重要な中間段階及び製造の終わりの日付及び時刻
c) Identification (initials) of the operator(s) who performed each significant step of the process and, where appropriate, the name of any person who checked these operations;	c）工程中の各重要ステップを実施した作業者の識別（イニシャル）及び（適切な場合）斯かる作業をチェックした者の名前
d) The batch number and/or analytical control number as well as the quantities of each star ting material actually weighed (including the batch number and amount of any recovered or reprocessed material added);	d）バッチ番号・試験管理番号及び各出発原料の実際に計測された重量（バッチ番号、及び改修 ＊訳注又は再加工して加えられた原材料を含む） ＊訳注：　出荷した製品の回収（recall）ではなく、製造過程にある加工物から目的物質を取り出すこと指す。）
e) Any relevant processing operation or event and major equipment used;	e）関連する工程作業又は結果、及び使用した主な装置
f) A record of the in-process controls and the initials of the person(s) carrying them out, and the results obtained;	f）工程内管理及びそれを実施した作業者のイニシャルの記録、並びに得られた結果
g) The product yield obtained at different and pertinent stages of manufacture;	g）製造の異なる適切な段階における製品収量
h) Notes on special problems including details, with signed authorisation for any deviation from the Manufacturing Formula and Processing Instructions;	h）特別な問題点に関する記載（製剤処方及び工程指図書から何らか逸脱した場合の詳細説明及び署名入り承認を含む）
i) Approval by the person responsible for the processing operations.	i）工程作業の責任者による承認
Note: Where a validated process is continuously monitored and controlled, then automatically generated reports may be limited to compliance summaries and exception / out-of-specification (OOS) data reports.	注：バリデートされた工程を継続的にモニターし、管理している場合において自動的に作成された報告書は、適合概要書及び逸脱／規格外（OOS）データ報告書に限って使用してよい。
Batch Packaging Record	バッチ包装記録書
4.21　A Batch Packaging Record should be kept for each batch or part batch processed. It should be based on the relevant parts of the Packaging Instructions.	4.21　バッチ包装記録書は、バッチごと又は包装されたサブバッチごとに保存すること。包装指図書の関連部分に基づくこと。
The batch packaging record should contain the following information:	バッチ包装記録書は、以下の情報を含むこと。
a) The name and batch number of the product;	a）製品の名称及びバッチ番号

b) The date(s) and times of the packaging operations;	b) 包装作業の日付及び時刻
c) Identification (initials) of the operator(s) who performed each significant step of the process and, where appropriate, the name of any person who checked these operations;	c) 工程の重要ステップを実施した作業者の識別（イニシャル）及び（適切な場合）斯かる作業をチェックした者の名前
d) Records of checks for identity and conformity with the packaging instructions, including the results of in-process controls;	d) 包装指図書との同一性及び適合性のチェックの記録（工程内管理の結果を含む）
e) Details of the packaging operations carried out, including references to equipment and the packaging lines used;	e) 実施した包装作業の詳細（用いた装置及び包装ラインの参照情報を含む）
f) Whenever possible, samples of printed packaging materials used, including specimens of the batch coding, expiry dating and any additional overprinting;	f) （可能であれば）使用した印刷された包装材料のサンプル（バッチ記号、有効期限及び追加的な刷り込み印刷の実物見本を含む）
g) Notes on any special problems or unusual events including details, with signed authorisation for any deviation from the Packaging Instructions;	g) 特別な問題又は異常な事象に関する記載（包装指図書からの逸脱があれば、その詳細説明、署名入り承認を含む）
h) The quantities and reference number or identification of all printed packaging materials and bulk product issued, used, destroyed or returned to stock and the quantities of obtained product, in order to provide for an adequate reconciliation. Where there are there are robust electronic controls in place during packaging there may be justification for not including this information;	h) （適切な出納確認を行うため）全ての印刷された包装材料及びバルク製品について、出庫し、使用し、廃棄し又は在庫に戻した数量及び参照番号又は識別記号、並びに得られた製品の数量（ 包装作業中に強固な電子管理が整っている場合は、この情報が含まれていなくても正当化され得る）
i) Approval by the person responsible for the packaging operations.	i) 包装作業の責任者による承認
PROCEDURES AND RECORDS	**手順書及び記録書**
Receipt	受入
4.22　There should be written procedures and records for the receipt of each delivery of each starting material, (including bulk, intermediate or finished goods), primary, secondary and printed packaging materials.	4.22　各出発原料（バルク、中間品、最終品を含む）、一次包装材料、二次包装材料及び印刷された包装材料について、配送ごとの受入の手順書及び記録書があること。
4.23　The records of the receipts should include:	4.23　受入の記録書は、以下の事項を含むこと。
a) The name of the material on the delivery note and the containers;	a) 配送伝票及び容器に記載されている原材料の名称
b) The "in-house" name and/or code of material (if different from a);	b) （a と異なる場合）原材料の「社内」名称・記号
c) Date of receipt;	c) 受入日
d) Supplier 's name and manufacturer 's name;	d) 供給業者の名称及び製造業者の名称
e) Manufacturer 's batch or reference number;	e) 製造業者のバッチ番号又は参照番号
f) Total quantity and number of	f) 受入れた容器の総量及び総数
g) The batch number assigned after receipt;	g) 受入後に割当てたバッチ番号
h) Any relevant comment.	h) 関連するコメント

4.24　There should be written procedures for the internal labeling, quarantine and storage of star ting materials, packaging materials and other materials, as appropriate.	4.24　適宜、出発原料、包装材料及び他の原材料の社内表示、区分保管並びに貯蔵のための手順書があること。
Sampling	検体採取
4.25　There should be written procedures for sampling, which include the methods and equipment to be used, the amounts to be taken and any precautions to be observed to avoid contamination of the material or any deterioration in its quality.	4.25　検体採取の手順書（用いる方法及び設備、採取する量、並びに原材料の汚染又は品質の悪化を避けるための注意事項を含む）があること。
Testing	試験
4.26　There should be written procedures for Testing materials and products at different stages of manufacture, describing the methods and equipment to be used. The tests performed should be recorded.	4.26　製造の異なる段階において原材料及び製品を試験するため用いる方法及び装置を記載した手順書があること。実施した試験は、記録すること。
Other	その他
4.27　Written release and rejection procedures should be available for materials and products, and in particular for the certification for sale of the finished product by the Authorised Person(s) . All records should be available to the Authorised Person. A system should be in place to indicate special observations and any changes to critical data.	4.27　合格・不合格判定の手順書が、原材料及び製品について利用可能であること。特に、オーソライズドパーソンによる最終製品の市場への出荷可否判定に利用可能であること。全ての記録書は、オーソライズドパーソンが利用可能であること。特別な所見及び重要データの修正を分かるようにするシステムが整っていること。
4.28　Records should be maintained for the distribution of each batch of a product in order to facilitate recall of any batch, if necessary.	4.28　（必要であれば）バッチの回収を円滑にするため、製品の各バッチの配送について記録書を保存しておくこと。
4.29　There should be written policies, procedures, protocols, reports and the associated records of actions taken or conclusions reached, where appropriate, for the following examples:	4.29　（適切な場合）以下の例について、文書化された方針、手順書、実施計画書、報告書、講じられた措置に関連する記録書、又は結論書があること。
－ Validation and qualification of processes, equipment and systems;	－ 工程、装置及びシステムのバリデーション並びに適格性評価
－ Equipment assembly and calibration;	－ 装置の組立て及び校正
－ Technology transfer;	－ 技術移転
－ Maintenance, cleaning and sanitation;	－ 保守管理、清掃及び衛生
－ Personnel matters including signature lists, training in GMP and technical matters, clothing and hygiene and verification of the effectiveness of training;	－ 人事（署名リスト、GMP及び技術的事項の教育訓練、更衣及び衛生、並びに教育訓練の効果の検証を含む）
－ Environmental monitoring;	－ 環境モニタリング
－ Pest control;	－ 防虫防鼠
－ Complaints;	－ 苦情
－ Recalls;	－ 回収
－ Returns;	－ 返品
－ Change control;	－ 変更管理
－ Investigations into deviations and non-conformances;	－ 逸脱及び不適合の原因究明

– Internal quality/GMP compliance audits;	－ 内部品質監査／GMP遵守の自己点検
– Summaries of records where appropriate (e.g. product quality review);	－ （適切な場合）記録書の概要（例えば、製品品質照査）
– Supplier audits.	－ 供給業者の監査
4.30　Clear operating procedures should be available for major items of manufacturing and test equipment.	4.30　製造装置及び試験装置の主要な項目について、明確な作業手順書が利用可能であること。
4.31　Logbooks should be kept for major or critical analytical testing, production equipment, and areas where product has been processed. They should be used to record in chronological order, as appropriate, any use of the area, equipment/method, calibrations, maintenance, cleaning or repair operations, including the dates and identity of people who carried these operations out.	4.31　主要な又は重要な分析試験、製造装置、及び製品が加工されている区域について、作業記録簿を付けること。作業記録簿は適宜、当該区域の使用、装置／方法、校正、保守管理、清掃又は補修作業（日付及び当該作業を行った者の識別を含む）を、時系列に記録するため使用すること。
4.32　An inventory of documents within the Quality Management System should be maintained.	4.32　品質マネジメントシステム内の文書目録を保管すること。

CHAPTER 5
PRODUCTION

第5章
製造

PRINCIPLE

原則

Production operations must follow clearly defined procedures; they must comply with the principles of Good Manufacturing Practice in order to obtain products of the requisite quality and be in accordance with the relevant manufacturing and marketing authorisations.	製造作業は、明確に規定された手順書に従って行わなければならない。製造作業は、必要な品質の製品を製造するためGMPの原則を遵守し、関連する製造許可及び販売承認に合致しなければならない。

GENERAL

全般事項

5.1　Production should be performed and supervised by competent people.	5.1　製造は、適任者が実施し、監督すること。
5.2　All handling of materials and products, such as receipt and quarantine, sampling, storage, labelling, dispensing, processing, packaging and distribution should be done in accordance with written procedures or instructions and, where necessary, recorded.	5.2　全ての原材料及び製品の取扱い（受入及び区分保管、検体採取、貯蔵、表示、払出し、加工、包装並びに配送等）は、手順書又は指図書に従って行い、（必要な場合）記録すること。
5.3　All incoming materials should be checked to ensure that the consignment corresponds to the order. Containers should be cleaned where necessary and labelled with the prescribed information.	5.3　全ての入荷原材料をチェックし、配送された荷物が発注どおりであることを確認すること。容器は（必要な場合）清掃し、所定の情報を表示すること。
5.4　Damage to containers and any other problem which might adversely affect the quality of a material should be investigated, recorded and reported to the Quality Control Department.	5.4　容器の損傷のほか、原材料の品質に悪影響を及ぼす可能性のある問題があれば、原因究明し、記録するとともに、品質管理部門に報告すること。
5.5　Incoming materials and finished products should be physically or administratively quarantined immediately after receipt or	5.5　入荷原材料及び最終製品は、受入又は工程の直後から、出庫又は出荷可否判定するまで、物理的に又は管理上、区分保管すること。

processing, until they have been released for use or distribution.	
5.6 Intermediate and bulk products purchased as such should be handled on receipt as though they were starting materials	5.6 中間製品及びバルク製品として購入した製品は、受入の際に出発原料として取り扱うこと。
5.7 All materials and products should be stored under the appropriate conditions established by the manufacturer and in an orderly fashion to permit batch segregation and stock rotation.	5.7 全ての原材料及び製品は、製造業者によって確立された適切な条件下で、バッチの隔離及び在庫のローテーションが可能となるよう整然と保管すること。
5.8 Checks on yields, and reconciliation of quantities, should be carried out as necessary to ensure that there are no discrepancies outside acceptable limits.	5.8 許容限度値を外れる差違がないことを保証するため、収率のチェック及び数量の照合を必要に応じて実施すること。
5.9 Operations on different products should not be carried out simultaneously or consecutively in the same room unless there is no risk of mix-up or cross-contamination.	5.9 異なる製品についての作業は、混同又は交叉汚染のリスクが皆無である場合を除き、同じ作業室で同時に又は連続して行ってはならない。
5.10 At every stage of processing, materials and products should be protected from microbial and other contamination.	5.10 製造の各段階において、製品及び原材料は微生物及び他の汚染から保護されること。
5.11 When working with dry materials and products, special precautions should be taken to prevent the generation and dissemination of dust. This applies particularly to the handling of highly hazardous, including highly sensitising materials.	5.11 乾いた状態の原材料及び製品を作業する際は、じん埃の発生及び拡散を防止するため特別な予防措置を講じること。このことは、特に高活性又は高感作性物質の取り扱いに適用される。
5.12 At all times during processing, all materials, bulk containers, major items of equipment and where appropriate rooms used should be labelled or otherwise identified with an indication of the product or material being processed, its strength (where applicable) and batch number. Where applicable, this indication should also mention the stage of production.	5.12. 工程では常時、全ての原材料、バルク容器、用いる主要な装置及び（適切な場合）作業室について、加工されている製品又は原材料、その力価（該当する場合）及びバッチ番号を表示する又は他の方法で特定すること。（該当する場合）この表示には、製造の段階も掲げること。
5.13 Labels applied to containers, equipment or premises should be clear, unambiguous and in the company's agreed format. It is often helpful in addition to the wording on the labels to use colours to indicate status (for example, quarantine, accepted, rejected, clean).	5.13 容器、装置又は建物に適用する表示は、明瞭かつ明解であり、企業が合意した書式であること。当該表示上の文言に加えて、状態（例えば、区分保管中、合格・不合格、洗浄済み、・・・）色分けして示すことは、多くの場合有用である。
5.14. Checks should be carried out to ensure that pipelines and other pieces of equipment used for the transportation of materials and products from one area to another are connected in a correct manner.	5.14 製品をある区域から別の区域へ搬送するため用いる配管及び他の装置類が正しい方法で接続されていることを保証するため、チェックすること。
5.15. Any deviation from instructions or procedures should be avoided as far as possible. If a deviation occurs, it should be approved in writing by a competent person, with the involvement of the Quality Control department when appropriate.	5.15 指図書又は手順書からの逸脱は、可能な限り避けること。逸脱が発生した場合は適宜、品質管理部門が参加し、権限を有する者が書面で承認すること。
5.16 Access to production premises should be	5.16 製造建物への立入は、許可された者に

restricted to authorised personnel.	限定すること。

PREVENTION OF CROSS-CONTAMINATION IN PRODUCTION 製造における交叉汚染防止	PREVENTION OF CROSS-CONTAMINATION IN PRODUCTION 製造における交叉汚染防止
5.17　Normally, the production of non-medicinal products should be avoided in areas and with equipment destined for the production of medicinal products but, where justified, could be allowed where the measures to prevent cross-contamination with medicinal products described below and in Chapter 3 can be applied. The production and/or storage of technical poisons, such as pesticides (except where these are used for manufacture of medicinal products) and herbicides, should not be allowed in areas used for the manufacture and / or storage of medicinal products.	5.17　通常、医薬品製造のための区域内において、及び医薬品製造のための装置を用いて、非医薬品を製造することは避けること。しかし、正当な理由があれば、以下及び第3章に記される医薬製品との交叉汚染を防ぐ手段が適用できる場合には許される。但し殺虫剤（医薬品製造に使用される場合を除く）及び除草剤のような工業毒物の生産・保管は、医薬製品の製造及び/又は保管に使用される区域には許可してはならない。
5.18　Contamination of a starting material or of a product by another material or product should be prevented. This risk of accidental cross-contamination resulting from the uncontrolled release of dust, gases, vapours, aerosols, genetic material or organisms from active substances, other materials (starting or in-process), and products in process, from residues on equipment, and from operators' clothing should be assessed. The significance of this risk varies with the nature of the contaminant and that of the product being contaminated. Products in which cross-contamination is likely to be most significant are those administered by injection and those given over a long time. However, contamination of all products poses a risk to patient safety dependent on the nature and extent of contamination.	5.18　製品の出発原料、他の原料又は製品による交叉汚染を防ぐ必要がある。この偶発的な交叉汚染のリスクは製造中、制御されていない塵埃、ガス、蒸気、エアロゾル、微生物の放出、その他の物質（出発原料または製造の中間生成物）、及び処理中の製品、装置の残留物から及び作業員の衣服に起因するものである。 このリスクの重大性は、汚染物質の本質と汚染された製品の種類によって異なる。 交叉汚染が最も重大である可能性のある製品は、注射によって投与されるものと、長期間にわたって投与されるものである。 しかしながら、全ての製品の汚染は、汚染の性質及び程度に依存して、患者の安全にリスクをもたらす。
5.19　Cross-contamination should be prevented by attention to design of the premises and equipment as described in Chapter 3. This should be supported by attention to process design and implementation of any relevant technical or organizational measures, including effective and reproducible cleaning processes to control risk of cross-contamination.	5.19　交叉汚染は、3章に記載されているように、建物及び設備の設計に注意を払うことによって防止しなければならない。これは、交叉汚染リスクを管理するための効果的で再現性のある洗浄工程を含む関連する技術的または組織的手段の工程設計及び実施に注意を払うことによって支持されなければならない。
5.20　A Quality Risk Management process, which includes a potency and toxicological evaluation, should be used to assess and control the cross-contamination risks presented by the products manufactured. Factors including; facility/equipment design and use, personnel and	5.20　品質リスクマネジメント工程は、効能・毒性評価を含むが、製造された製品に伴う交叉汚染を評価・管理するのに用いなければならない。 要因は以下の項目を含む：　施設/設備の設計

material flow, microbiological controls, physico-chemical characteristics of the active substance, process characteristics, cleaning processes and analytical capabilities relative to the relevant limits established from the evaluation of the products should also be taken into account. The outcome of the Quality Risk Management process should be the basis for determining the necessity for and extent to which premises and equipment should be dedicated to a particular product or product family. This may include dedicating specific product contact parts or dedication of the entire manufacturing facility. It may be acceptable to confine manufacturing activities to a segregated, self-contained production area within a multiproduct facility, where justified.	と使用、人員及び物質の流れ、微生物管理、製品の評価から設定される適切な限度に相当する活性物質や、工程の特性、洗浄工程、分析能力についての物理化学的特性も考慮されなければならない。 品質リスクマネジメント工程の成果は、建物及び設備が特別な製品又は製品群に専用とされる必要性及び範囲を決定する基礎にしなければならない。 このことは専用の特定製品に接触する部分又は製造設備全体に専用としなければならない。正当化される場合には、多製品設備内の隔離・自動供給式の製造区域に製造作業を制限することは許可される。

5.21 The outcome of the Quality Risk Management process should be the basis for determining the extent of technical and organisational measures required to control risks for cross-contamination. These could include, but are not limited to, the following:
Technical Measures
  i. Dedicated manufacturing facility (premises and equipment);
  ii. Self-contained production areas having separate processing equipment and separate heating, ventilation and air-conditioning (HVAC) systems. It may also be desirable to isolate certain utilities from those used in other areas;
  iii. Design of manufacturing process, premises and equipment to minimize risk for cross-contamination during processing, maintenance and cleaning;
  iv. Use of "closed systems" for processing and material/product transfer between equipment;
  v. Use of physical barrier systems, including isolators, as containment measures;
  vi. Controlled removal of dust close to source of the contaminant e.g. through localised extraction;
  vii. Dedication of equipment, dedication of product contact parts or dedication of selected parts which are harder to clean (e.g. filters), dedication of maintenance tools;
 	
  viii. Use of single use disposable technologies;
  ix. Use of equipment designed for ease of cleaning;
	5.21 品質リスクマネジメント工程の成果は、交叉汚染リスクを管理するのに要する技術的、組織的手段の範囲を決める基礎でなければならない。これらのことは、次の技術的手段に限定されないが、含まれても良い。
	
	技術的措置
	i. 専用の製造設備（建物及び設備）
	
	ii. 特定の個別工程設備及び個別の加熱・換気・空調（HVAC）システムを備えた自動供給式製造区域を他の区域から隔離することが望ましい場合がある。
	
	iii. 加工、メンテナンス、および洗浄中の交叉汚染リスクを最小限に抑えるための製造工程、施設および設備の設計。
	
	iv. 原料/製品の装置間移送に「クローズドシステム」を使用。
	v. 隔離措置としてのアイソレータ等の物理的なバリアシステムの使用。
	vi. 汚染物の供給源に近い塵埃の制御された除去。（例えば、局所集塵機付近）
	
	vii. 設備の専用化、製品等の接触部分の専用、または洗浄困難な選択された部品（例えば、フィルタ）の専用化、メンテナンスに用いる道具の専用化。
	
	viii. 単回使い捨て技術の使用。
	ix. 洗浄を容易にするために設計された設備の使用。

x. Appropriate use of air-locks and pressure cascade to confine potential airborne contaminant within a specified area;

xi. Minimising the risk of contamination caused by recirculation or re-entry of untreated or insufficiently treated air;

xii. Use of automatic clean in place systems of validated effectiveness;

xiii. For common general wash areas, separation of equipment washing, drying and storage areas.

Organisational Measures

i. Dedicating the whole manufacturing facility or a self-contained production area on a campaign basis (dedicated by separation in time) followed by a cleaning process of validated effectiveness;

ii. Keeping specific protective clothing inside areas where products with high risk of cross-contamination are processed;

iii. Cleaning verification after each product campaign should be considered as a detectability tool to support effectiveness of the Quality Risk Management approach for products deemed to present higher risk;

iv. Depending on the contamination risk, verification of cleaning of non product contact surfaces and monitoring of air within the manufacturing area and/or adjoining areas in order to demonstrate effectiveness of control measures against airborne contamination or contamination by mechanical transfer;

v. Specific measures for waste handling, contaminated rinsing water and soiled gowning;

vi. Recording of spills, accidental events or deviations from procedures;

vii. Design of cleaning processes for premises and equipment such that the cleaning processes in themselves do not present a cross-contamination risk;

viii. Design of detailed records for cleaning processes to assure completion of cleaning in accordance with approved procedures and use of cleaning status labels on equipment and manufacturing areas;

ix. Use of common general wash areas on a campaign basis;

x. Supervision of working behaviour to ensure

---

x. 指定された区域内で潜在的な浮遊汚染物質を閉じ込めるためのエアロックと封じ込めの為の圧力カスケードの適切な使用。

xi. 未処理または不十分に処理された空気の再循環または還気によって引き起こされる汚染リスクを最小限に抑えること。

xii. バリデートされた有効性を有する定置洗浄（CIP）の使用。

xiii. 一般的な洗浄エリアと装置類の洗浄エリア、乾燥エリアおよび保管エリアの各々の場所の分離。

組織的措置

i. キャンペーンベース（時間を隔てることによって専用とする）で全製造施設又は自動供給式により生産エリアを専用にし、バリデートされた有効性のある洗浄方法がある場合は、次のとおり。

ii. 交叉汚染リスクの高い製品が処理される区域内に特定の防護服を保管すること。

iii. 各製品キャンペーン後の洗浄検証は、より高いリスクを示すと思われる製品に対する品質リスクマネジメント手法の有効性をサポートするための検出可能性ツールとみなすべきである。

iv. 汚染リスクに応じて、機械的な移動による空気汚染や汚染に対する管理措置の有効性を実証するために、製品の非接触面の洗浄と製造区域及び/または隣接区域内の空気のモニタリングを検証する。

v. 廃棄物処理の処理手段、汚染されたリンス水および汚れたガウンの措置;

vi. 流出、偶発事象または手順からの逸脱の記録;

vii. 施設自体の洗浄工程が交叉汚染リスクを示さないような構内設備の洗浄工程（方法）の設計。

viii. 承認された手順に従った洗浄の完了を保証するための洗浄工程の詳細な記録の設計と、装置および製造区域における洗浄ステータスラベルの使用。

ix. キャンペーンベースでの一般的な洗浄エリアを使用。

x. 訓練の有効性及び関連する手順の管理を

training effectiveness and compliance with the relevant procedural controls.	遵守するための作業行動の監督。
5.22　Measures to prevent cross-contamination and their effectiveness should be reviewed periodically according to set procedures.	5.22　交叉汚染を防止するための措置とその有効性は、定められた手順に従って定期的に見直されなければならない。
VALIDATION	バリデーション
5.23　Validation studies should reinforce Good Manufacturing Practice and be conducted in accordance with defined procedures. Results and conclusions should be recorded.	5.23　バリデーションは、ＧＭＰを強化するものであり、規定された手順書に従って実施すること。結果及び結論を記録すること。 （PE 009-13の5.21に関連）
5.24　When any new manufacturing formula or method of preparation is adopted, steps should be taken to demonstrate its suitability for routine processing. The defined process, using the materials and equipment specified, should be shown to yield a product consistently of the required quality.	5.24　新規の製造処方又は調製方法を採用する際は、それが日常の工程に適することを実証する段階を踏むこと。特定の原材料及び装置を用いる規定された工程については、要求される品質の製品が恒常的に得られることを示すこと。 （PE 009-13の5.22に関連）
5.25　Significant amendments to the manufacturing process, including any change in equipment or materials, which may affect product quality and/or the reproducibility of the process, should be validated.	5.25　製品品質・工程の再現性に影響を及ぼす可能性がある製造工程への重大な変更（装置又は原材料の変更を含む）は、バリデートすること。 （PE 009-13の5.23に関連）
5.26　Processes and procedures should undergo periodic critical re-validation to ensure that they remain capable of achieving the intended results.	5.26　工程及び手順が所期の結果を達成できることを保証するため、定期的にクリティカルな＊訳注再バリデーションを行うこと。 （＊訳注：　欠陥があれば発見できるような）
STARTING MATERIALS	出発原料
5.27　The selection, qualification, approval and maintenance of suppliers of starting materials, together with their purchase and acceptance, should be documented as part of the pharmaceutical quality system. The level of supervision should be proportionate to the risks posed by the individual materials, taking account of their source, manufacturing process, supply chain complexity and the final use to which the material is put in the medicinal product. The supporting evidence for each supplier / material approval should be maintained. Staff involved in these activities should have a current knowledge of the suppliers, the supply chain and the associated risks involved. Where possible, starting materials should be purchased directly from the manufacturer of the starting material.	5.27　出発原料の供給者の選定、資格認定、承認および維持は、その購入および受諾とともに、医薬品品質システムの一部として文書化されなければならない。監督のレベルは、原料、製造プロセス、サプライチェーンの複雑さ、および材料が医薬品に入れられる最終的な使用を考慮して、個々の原料によってもたらされるリスクに比例するべきである。各供給業者/原料承認を裏付けるエビデンスは維持されなければならない。これらの活動に携わるスタッフは、供給業者、サプライチェーン、関連するリスクを把握している必要がある。可能であれば、出発原料は、出発原料の製造元から直接購入しなければならない。
5.28　The quality requirements established by the manufacturer for the starting materials should be discussed and agreed with the suppliers. Appropriate aspects of the production, testing and	5.28　出発原料の製造者が設定した品質要求事項は、供給業者と協議し合意しなければならない。取扱い、表示、包装および流通の要件、苦情、リコールおよび拒絶手続を含む生産、

control, including handling, labelling, packaging and distribution requirements, complaints, recalls and rejection procedures should be documented in a formal quality agreement or specification.	試験及び管理の適切な側面が、正式な品質契約または仕様書に文書化する必要がある。
5.29　For the approval and maintenance of suppliers of active substances and excipients, the following is required: **Active substances** 　Supply chain traceability should be established and the associated risks, from active substance starting materials to the finished medicinal product, should be formally assessed and periodically verified. Appropriate measures should be put in place to reduce risks to the quality of the active substance. 　The supply chain and traceability records for each active substance (including active substance starting materials) should be available and be retained by the manufacturer of the medicinal product. 　Audits should be carried out at the manufacturers and distributors of active substances to confirm that they comply with the relevant good manufacturing practice and good distribution practice requirements. The holder of the manufacturing authorisation shall verify such compliance either by himself/herself or through an entity acting on his/her behalf under a contract. For veterinary medicinal products, audits should be conducted based on risk. 　Audits should be of an appropriate duration and scope to ensure that a full and clear assessment of GMP is made; consideration should be given to potential cross- contamination from other materials on site. The report should fully reflect what was done and seen on the audit with any deficiencies clearly identified. Any required corrective and preventive actions should be implemented. 　Further audits should be undertaken at intervals defined by the quality risk management process to ensure the maintenance of standards and continued use of the approved supply chain. **Excipients** 　Excipients and excipient suppliers should be controlled appropriately based on the results of a formalised quality risk assessment in accordance with the PIC/S Guideline PI 045-1 'Guidelines on the formalised risk assessment for ascertaining	5.29　活性物質及び賦形剤の供給業者の承認及び維持のためには、次のものが要求される： **活性物質** サプライチェーンのトレーサビリティを確立し、活性物質出発原料から最終医薬品までの関連するリスクを公式に評価し、定期的に検証する必要がある。活性物質の品質へのリスクを低減するために、適切な措置を講じなければならない。 各活性物質（活性物質の出発原料を含む）のサプライチェーンおよびトレーサビリティの記録は、入手可能であり、医薬品の製造元が保持しなければならない。 活性物質の製造業者および販売業者は、適切な製造実施と良好な流通実施の要件を満たしていることを確認するために監査を実施しなければならない。製造許可の保有者は（販売承認取得者との取り決めの基に）、そのような遵守を本人自身又は契約の下に代理人を介して検証しなければならない。動物医薬品については、リスクに基づいて監査を実施しなければならない。 GMP の完全かつ明確な評価が確実に行われるように、適切な期間と範囲で審査を行わなければならない。現場の他の原料との交叉汚染の可能性を考慮する必要がある。報告書は何が欠けているのかを明確にして監査を行ったことを完全に反映しなければならない。 必要な是正措置および予防措置を実施しなければならない。 承認されたサプライチェーンの標準の維持と継続的な使用を確保するために、品質リスクマネジメント工程によって定義された間隔で更なる監査を実施しなければならない。 **賦形剤** 賦形剤および賦形剤の供給業者は、PIC / S ガイドライン PI 045-1「人に使用する医薬製品の賦形剤の適切な GMP を確認するための公式のリスク評価に関するガイドライン」に従って、公式の品質リスク評価の結果に基づい

the appropriate Good Manufacturing Practice for excipients of medicinal products for human use'.	て適切に管理しなければならない。
5.30　For each delivery of starting material the containers should be checked for integrity of package, including tamper evident seal where relevant, and for correspondence between the delivery note, the purchase order, the supplier's labels and approved manufacturer and supplier information maintained by the medicinal product manufacturer. The receiving checks on each delivery should be documented.	5.30　出発原料の各配送に関して、容器は、関連する場合にはタンパー証印を含むパッケージの完全性及び、納品書、購入注文、供給者のラベル、医薬品製造者によって維持される承認された製造者および供給者情報間の一致について検査しなければならない。各配送の受領確認書類は文書化されなければならない。
5.31　If one material delivery is made up of different batches, each batch must be considered as separate for sampling, testing and release.	5.31　1回の原料配送が異なるバッチで構成されている場合は、各バッチは検体採取、試験及び出荷可否判定について別個のものと見なすこと。 （PE 009-13の5.28に関連）
5.32　Starting materials in the storage area should be appropriately labelled (see section 13). Labels should bear at least the following information: i. The designated name of the product and the internal code reference where applicable; ii. A batch number given at receipt; iii. Where appropriate, the status of the contents (e.g. in quarantine, on test, released, rejected); iv. Where appropriate, an expiry date or a date beyond which retesting is necessary. When fully computerised storage systems are used, all the above information need not necessarily be in a legible form on the label.	5.32　保管区域にある出発原料を、適切に表示すること（第5章13項参照）。表示は、少なくとも以下の情報を含むこと。 ⅰ　製品の指定された名称及び（該当する場合）社内の参照コード ⅱ　受入時に付与されたバッチ番号 ⅲ　（適切な場合）内容物の状態（例えば、区分保管中、試験中、合格・不合格） ⅳ　（適切な場合）有効期限又はそれを越えるとリテストが必要となる日付 完全にコンピュータ化された保管システムを用いる場合は、上記の全ての情報が必ずしもラベル上に読み取れる形態でなくてもよい。 （PE 009-13の5.29に関連）
5.33　There should be appropriate procedures or measures to assure the identity of the contents of each container of starting material. Bulk containers from which samples have been drawn should be identified (see Chapter 6).	5.33　出発原料の各容器の内容物の同一性を確かめる適切な手順又は手段があること。検体が採取されたバルク容器は、特定されること（第6章13項参照）。 （PE 009-13 の 5.30 に関連）
5.34　Only starting materials which have been released by the Quality Control department and which are within their retest date should be used.	5.34　品質管理部門によって合格判定された、有効期間内の出発原料のみを使用すること。 （PE 009-13の5.31に関連）
5.35　Manufacturers of finished products are responsible for any testing of starting materials[3] as described in the marketing authorisation dossier. They can utilise partial or full test results from the approved starting material manufacturer but must, as a minimum, perform identification testing[4] of each batch according to Annex 8. 3　A similar approach should apply to packaging materials as stated in section 5.45. 4　Identity testing of starting materials should be	5.35　最終製品の製造者は、マーケティング承認書に記載されている出発原料のどの試験にも責任を有する。 認可された出発原料製造業者からの部分的または完全な試験結果を利用することができるが、最低限、アネックス8による各バッチの同定試験を実施する必要がある。 3　同様の手法が5.45節に記載されている包装材料に適用されなければならない。 4　出発原料の同一性試験は、関連する販売許可書類

performed according to the methods and the specifications of the relevant marketing authorisation dossier.	の方法および仕様に従って実施されなければならない。
5.36　The rationale for the outsourcing of this testing should be justified and documented and the following requirements should be fulfilled: i. Special attention should be paid to the distribution controls (transport, wholesaling, storage and delivery) in order to maintain the quality characteristics of the starting materials and to ensure that test results remain applicable to the delivered material; ii. The medicinal product manufacturer should perform audits, either itself or via third parties, at appropriate intervals based on risk at the site(s) carrying out the testing (including sampling) of the starting materials in order to assure compliance with Good Manufacturing Practice and with the specifications and testing methods described in the marketing authorisation dossier; iii. The certificate of analysis provided by the starting material manufacturer/supplier should be signed by a designated person with appropriate qualifications and experience. The signature assures that each batch has been checked for compliance with the agreed product specification unless this assurance is provided separately; iv. The medicinal product manufacturer should have appropriate experience in dealing with the starting material manufacturer (including experience via a supplier) including assessment of batches previously received and the history of compliance before reducing in-house testing. Any significant change in the manufacturing or testing processes should be considered; v. The medicinal product manufacturer should also perform (or via a separately approved contract laboratory) a full analysis at appropriate intervals based on risk and compare the results with the material manufacturer's or supplier's certificate of analysis in order to check the reliability of the latter. Should this testing identify any discrepancy then an investigation should be performed and appropriate measures taken. The acceptance of certificates of analysis from	5.36　このテストのアウトソーシングの根拠は正当化され、文書化されなければならず、以下の要件が満たされなければならない。 i. 出発原料の品質特性を維持し、試験結果が配送された原料に適用され続けることを確実にするために、流通管理（輸送、卸売、保管および配送）に特別な注意を払わなければならない。 ii. 医薬品製造者は、GMPの遵守を保証するために、出発原料の試験（サンプリングを含む）を実施する現場でのリスクに基づいて、適切な間隔で、それ自体または第三者を介して監査を実施すべきである。製造承認書に記載されている仕様および試験方法。 iii. 出発物質製造業者/供給業者が提供する分析証明書には、適切な資格と経験を有する指定された人が署名する必要がある。署名は、この保証が別途提供されない限り、各バッチが合意された製品仕様への準拠についてチェックされていることを保証する。 iv. 医薬品製造者は、以前に受領したバッチの評価や社内テストを減らす前のコンプライアンスの履歴など、出発原料製造業者（供給業者経由の経験を含む）の取り扱いにおいて適切な経験を有しなければならない。製造プロセス又は試験プロセスの大幅な変更を考慮する必要がある。 v. 医薬品製造者は、リスクに基づいて適切な間隔で完全分析を実施し（又は別途承認された契約試験所を介して）、その結果を原料製造業者または供給業者の分析証明書と比較して、後者の信頼性をチェックしなければならない。このテストで不一致が確認された場合は、調査を行い、適切な対策を講じなければならない。これらの措置が完了するまで、原料メーカー又は供給業者からの分析証明書の受諾を中止する必要がある。

the material manufacturer or supplier should be discontinued until these measures are completed.	
5.37 Starting materials should only be dispensed by designated persons, following a written procedure, to ensure that the correct materials are accurately weighed or measured into clean and properly labelled containers.	5.37 出発原料は、書面による手順に従って指定された者によってのみ調合（or調製）され、正確な物質が、清浄で適切にラベルされた容器に精確に計量されなければならない。
5.38 Each dispensed material and its weight or volume should be independently checked and the check recorded.	5.38 調合（or調製）された各原料およびその質量または容量は、別々にチェックされ、記録されていなければならない。
5.39 Materials dispensed for each batch should be kept together and conspicuously labelled as such.	5.39 各バッチに調合（or調製）された中間製品は一緒に保管し、目立つように表示しなければならない。
PROCESSING OPERATIONS: INTERMEDIATE AND BULK PRODUCTS	**工程作業: 中間製品及びバルク製品**
5.40 Before any processing operation is started, steps should be taken to ensure that the work area and equipment are clean and free from any starting materials, products, product residues or documents not required for the current operation.	5.40 工程作業を開始する前に、当該作業区域及び装置が清浄であり、現行作業に不要な出発原料、製品、製品の残留物又は文書がないことを保証する段階を踏むこと。（PE 009-13の5.35に関連）
5.41 Intermediate and bulk products should be kept under appropriate conditions.	5.41 中間製品及びバルク製品を、適切な条件下で保管すること。（PE 009-13の5.36に関連）
5.42 Critical processes should be validated (see "Validation" in this Chapter).	5.42 重要工程は、バリデートすること。（本章の"バリデーション"参照）。（PE 009-13の5.37に関連）
5.43 Any necessary in-process controls and environmental controls should be carried out and recorded.	5.43 必要な工程内管理及び環境管理を実施し、記録すること。（PE 009-13の5.38に関連）
5.44 Any significant deviation from the expected yield should be recorded and investigated.	5.44 期待収率からの著しい逸脱を記録し、原因究明すること。（PE 009-13の5.39に関連）
PACKAGING MATERIALS	**包材**
5.45 The selection, qualification, approval and maintenance of suppliers of primary and printed packaging materials shall be accorded attention similar to that given to starting materials.	5.45 一次包装及び印刷包された装材料の供給者の選定、資格認定、承認及び維持は、出発原料に対するものと同様に相応の注意を払うこと。
5.46 Particular attention should be paid to printed materials. They should be stored in adequately secure conditions such as to exclude unauthorised access. Cut labels and other loose printed materials should be stored and transported in separate closed containers so as to avoid mix-ups. Packaging materials should be issued for use only by authorised personnel following an approved and documented procedure.	5.46 印刷された材料に対して、特別の注意を払うこと。印刷された材料は、無許可立入を排除するよう適切に安全な状態で保管すること。カットラベル及び他の離散しやすい印刷された材料は、混同を回避するよう別々の閉じた容器中で保管及び搬送すること。包装材料の払出しは、承認された手順書に従って、認定された人員のみが行うこと。（PE 009-13の5.41に関連）
5.47 Each delivery or batch of printed or primary packaging material should be given a specific	5.47 印刷された材料又は一次包装材料について、配送ごと又はバッチごとに、明確な参照

reference number or identification mark.	番号又は識別記号を付すこと。 （PE 009-13の5.42に関連）
5.48　Outdated or obsolete primary packaging material or printed packaging material should be destroyed and this disposal recorded.	5.48　失効した若しくは旧版となった一次包装材料又は印刷された包装材料は破壊すること。この処分を記録すること。 （PE 009-13の5.43に関連）
PACKAGING OPERATIONS	**包装作業**
5.49　When setting up a programme for the packaging operations, particular attention should be given to minimising the risk of cross-contamination, mix-ups or substitutions. Different products should not be packaged in close proximity unless there is physical segregation.	5.49　包装作業のプログラムを設定する場合は、交叉汚染、混同又は取違いのリスクを最小化するため特別の注意を払うこと。物理的に隔離されていない限り、異なる製品を近接して包装してはならない。 （PE 009-13の5.44に関連）
5.50　Before packaging operations are begun, steps should be taken to ensure that the work area, packaging lines, printing machines and other equipment are clean and free from any products, materials or documents previously used, if these are not required for the current operation. The line-clearance should be performed according to an appropriate check-list.	5.50　包装作業を始める前に、作業区域、包装ライン、印字機及び他の装置が清浄であること、並びに（現行作業に不要であれば）以前使用された製品、原材料又は文書がないことを保証する段階を踏むこと。ラインクリアランスを、適切なチェックリストに従って実施すること。 （PE 009-13 の 5.45 に関連）
5.51　The name and batch number of the product being handled should be displayed at each packaging station or line.	5.51　取り扱われる製品の名称及びバッチ番号を、各包装作業場所又は包装ラインに掲示すること。（PE 009-13の5.46に関連）
5.52　All products and packaging materials to be used should be checked on delivery to the packaging department for quantity, identity and conformity with the Packaging Instructions.	5.52　使用される全ての製品及び包装材料を包装部門に搬送する際に、数量、同一性及び包装指図書との一致をチェックすること。 （PE 009-13の5.47に関連）
5.53　Containers for filling should be clean before filling. Attention should be given to avoid and remove any contaminants such as glass fragments and metal particles.	5.53　充てん用の容器は、充てん前に清浄であること。ガラス片、金属粒子等の汚染物質を回避し、除去する注意を払うこと。 （PE 009-13の5.48に関連）
5.54　Normally, filling and sealing should be followed as quickly as possible by labelling. If it is not the case, appropriate procedures should be applied to ensure that no mix-ups or mislabelling can occur.	5.54　通常、充てん及び封かんに続いて、表示を可能な限り速やかに行うこと。そうでない場合は、混同又は誤った表示が起こり得ないことを保証する適切な手順を適用すること。 （PE 009-13の5.49に関連）
5.55　The correct performance of any printing operation (for example code numbers, expiry dates) to be done separately or in the course of the packaging should be checked and recorded. Attention should be paid to printing by hand which should be re-checked at regular intervals.	5.55　別個に又は包装の一環で行われる印字作業（例えば、コードナンバー、有効期限）が正しく実施されていることをチェックし、記録すること。手作業による印字には注意を払い、一定の間隔で再チェックすること。 （PE 009-13の5.50に関連）
5.56　Special care should be taken when using cut-labels and when over-printing is carried out off-line. Roll-feed labels are normally preferable to cut-labels, in helping to avoid mix-ups.	5.56　カットラベルを使用する場合及び（バッチ番号、有効期限等の）刷り込み印刷がオフラインで行われる場合は、特別な注意を払うこと。ロール給紙ラベルは通常、混同の回避に役立ち、カットラベルより好ましい。 （PE 009-13の5.51に関連）

5.57 Checks should be made to ensure that any electronic code readers, label counters or similar devices are operating correctly.	5.57. 電子的コードリーダー、ラベルカウンター又は同様なデバイスは、正しく作動していることを保証するため、チェックすること。 （PE 009-13の5.52に関連）
5.58 Printed and embossed information on packaging materials should be distinct and resistant to fading or erasing.	5.58. 包装材料上に印刷され又は浮彫りされた情報は、明瞭であり、かつ褪色又は消去しにくいものであること。 （PE 009-13の5.53に関連）
5.59 On-line control of the product during packaging should include at least checking the following: i. General appearance of the packages; ii. Whether the packages are complete; iii. Whether the correct products and packaging materials are used; iv. Whether any over-printing is correct; v. Correct functioning of line monitors. Samples taken away from the packaging line should not be returned.	5.59. 包装過程における製品のオンライン管理は、少なくとも以下をチェックすること。 i. 包装の全体的な外観 ii. 包装が完全であるか iii. 正しい製品及び包装材料を用いているか iv. 刷り込み印刷が正しいか v. ラインモニターの適正な機能 包装ラインから採取した検体は、戻してはならない。　（PE 009-13の5.54に関連）
5.60 Products which have been involved in an unusual event should only be reintroduced into the process after special inspection, investigation and approval by authorised personnel. Detailed record should be kept of this operation.	5.60　異常な事象に関わった製品を工程に戻すのは、特別な点検、原因究明及び認定された人員による承認がなされた後に限ること。この作業について、詳細な記録書を保管すること。 （PE 009-13の5.55に関連）
5.61 Any significant or unusual discrepancy observed during reconciliation of the amount of bulk product and printed packaging materials and the number of units produced should be investigated and satisfactorily accounted for before release.	5.61　バルク製品及び印刷された包装材料の数量と製造されたユニット数との照合で著しい又は異常な齟齬が見られれば、原因究明し、出荷可否判定前に十分に説明がなされること。 （PE 009-13の5.56に関連）
5.62 Upon completion of a packaging operation, any unused batch-coded packaging materials should be destroyed and the destruction recorded. A documented procedure should be followed if un-coded printed materials are returned to stock.	5.62　包装作業が完了次第、バッチコードが印字された包装材料で使用しなかったものは全て破壊し、破壊の記録を行うこと。コード印字のない印刷された材料を在庫に戻す場合は、手順書に従うこと。 （PE 009-13の5.57に関連）
FINISHED PRODUCTS	最終製品
5.63 Finished products should be held in quarantine until their final release under conditions established by the manufacturer.	5.63　最終製品は、その最終的な出荷可否判定まで、製造業者が確立した条件下で区分保管すること。　（PE 009-13の5.58に関連）
5.64 The evaluation of finished products and documentation which is necessary before release of product for sale is described in Chapter 6 (Quality Control).	5.64　最終製品の販売のための出荷可否判定前に必要とされる最終製品及び文書の評価は、第6章（品質管理）に記述されている。 （PE 009-13の5.59に関連）
5.65 After release, finished products should be stored as usable stock under conditions established by the manufacturer.	5.65　合格判定された最終製品は、使用可能な状態の在庫として製造業者が確立した条件下で保管すること。　（PE 009-13の5.60に関連）
REJECTED, RECOVERED AND RETURNED MATERIALS	不合格、回収及び返品された原料
5.66 Rejected materials and products should be	5.66　不合格判定された原材料及び製品は、そ

clearly marked as such and stored separately in restricted areas. They should either be returned to the suppliers or, where appropriate, reprocessed or destroyed. Whatever action is taken should be approved and recorded by authorised personnel.	の旨明確にマークを付し、制限区域に分けて保管すること。それらは、供給業者に返品するか又は（適切な場合）再加工若しくは破壊するかのいずれかであること。いずれの措置が講じられる場合も、認定された人員が承認し、記録すること。 （PE 009-13の5.61に関連）
5.67　The reprocessing of rejected products should be exceptional. It is only permitted if the quality of the final product is not affected, if the specifications are met and if it is done in accordance with a defined and authorised procedure after evaluation of the risks involved. Record should be kept of the reprocessing.	5.67　不合格判定された製品の再加工は、例外的なものであること。最終製品の品質に影響を及ぼさず、規格に適合するとともに、伴うリスクを評価した上で、規定され、認定された手順書に従って実施する場合にのみ認められる。再加工の記録書を保存すること。 （PE 009-13の5.62に関連）
5.68　The recovery of all or part of earlier batches which conform to the required quality by incorporation into a batch of the same product at a defined stage of manufacture should be authorised beforehand. This recovery should be carried out in accordance with a defined procedure after evaluation of the risks involved, including any possible effect on shelf life. The recovery should be recorded.	5.68　以前のバッチの全部又は一部を所定の製造段階で同一製品のバッチに入れ込むことにより要求品質に適合するよう再利用する際は、事前に認定を受けること。斯かる再利用＊訳注は、伴うリスク（有効期限への影響の可能性を含む）を評価した上で、規定された手順書に従って実施すること。当該再利用を記録すること。（＊訳注：日本では、相当の妥当性が示されない限り、規格外バッチの混合は認められないので留意すること。以下同じ） （PE 009-13の5.63に関連）
5.69 The need for additional testing of any finished product which has been reprocessed, or into which a recovered product has been incorporated, should be considered by the Quality Control Department.	5.69　品質管理部門は、再加工した（又は再利用製品を入れ込んだ）最終製品の追加試験の必要性を検討すること。 （PE 009-13の5.64に関連）
5.70 Products returned from the market and which have left the control of the manufacturer should be destroyed unless without doubt their quality is satisfactory; they may be considered for re-sale, re-labelling or recovery in a subsequent batch only after they have been critically assessed by the Quality Control Department in accordance with a written procedure. The nature of the product, any special storage conditions it requires, its condition and history, and the time elapsed since it was issued should all be taken into account in this assessment. Where any doubt arises over the quality of the product, it should not be considered suitable for re-issue or re-use, although basic chemical reprocessing to recover active ingredient may be possible. Any action taken should be appropriately recorded.	5.70　製造業者の管理を離れてしまった市場からの返品製品は、間違いなく品質が満足できるものでなければ、破壊すること。手順書に従って品質管理部門が厳しく評価した後にのみ、返品製品の再販売、再表示又は以降のバッチへの再利用を考慮し得る。斯かる評価では、その製品の性質、必要とする特殊な保管条件その状態及び履歴、並びに出荷されて以降の経過時間を全て考慮に入れること。活性成分を回収する基本的な化学的再加工は可能かもしれないが、製品の品質に対し疑問が生じる場合は、再出荷又は再使用に適すると考えてはならない。講じられた措置は、適切に記録すること。 （PE 009-13の5.65に関連）
PRODUCT SHORTAGE DUE TO MANUFACTURING CONSTRAINTS	**製造上の制約による製品不足**
5.71　The manufacturer should report to the marketing authorisation holder (MAH) any	5.71　製造業者は、販売承認取得者or(マーケティング認可保有者)（MAH）に、供給の異常

constraints in manufacturing operations which may result in abnormal restriction in the supply. This should be done in a timely manner to facilitate reporting of the restriction in supply by the MAH, to the relevant competent authorities, in accordance with its legal obligations.	な制限をもたらす製造上の制約を報告しなければならない。これは、法的義務に従って、MAHによる供給制限に関連する管轄当局への報告を容易にするため、適時に行われなければならない。
CHAPTER 6 **QUALITY CONTROL**	**第6章** **品質管理**
PRINCIPLE	**原則**
This chapter should be read in conjunction with all relevant sections of the GMP guide.	本章は、GMPガイドラインの全ての関連セクションと併せて読むこと。
Quality Control is concerned with sampling, specifications and testing as well as the organisation, documentation and release procedures which ensure that the necessary and relevant tests are carried out, and that materials are not released for use, nor products released for sale or supply, until their quality has been judged satisfactory. Quality Control is not confined to laboratory operations, but must be involved in all decisions which may concern the quality of the product. The independence of Quality Control from Production is considered fundamental to the satisfactory operation of Quality Control.	品質管理は、検体採取、規格及び試験に関わるとともに、必要な関連する試験を実施し、原材料及び製品の品質が満足できるものであると判断するまでは当該原材料を用いるため出庫許可せず、当該製品を販売又は供給のため出荷許可しないことを保証する組織、文書化及び出荷可否判定手順に関わるものである。品質管理は、試験室作業に限らず、製品の品質に関わる可能性のある全ての決定に関与しなければならない。品質管理が製造から独立していることは、品質管理の適切な業務に必須と考えられる。
GENERAL	**全般事項**
6.1　Each holder of a manufacturing authorisation should have a Quality Control Department. This department should be independent from other departments, and under the authority of a person with appropriate qualifications and experience, who has one or several control laboratories at his disposal. Adequate resources must be available to ensure that all the Quality Control arrangements are effectively and reliably carried out.	6.1　製造許可の各保有者は、品質管理部門を有すること。当該部門は、他の部門から独立しており、適切な資格及び経験を有する者（配下に１つ以上の管理試験室を有していること）の権限の下にあること。全ての品質管理の取決めが効果的かつ信頼性をもって遂行されることを保証するため、十分なリソースが利用可能でなくてはならない。
6.2　The principal duties of the head of Quality Control are summarised in Chapter 2. The Quality Control Department as a whole will also have other duties, such as to establish, validate and implement all quality control procedures, oversee the control of the reference and/or retention samples of materials and products when applicable, ensure the correct labelling of containers of materials and products, ensure the monitoring of the stability of the products, participate in the investigation of complaints related to the quality of the product, etc. All these operations should be carried out in accordance with written procedures and, where necessary, recorded.	6.2　品質管理部門の長の主な職責は、第2章にまとめられている。品質管理部門は全体として、全ての品質管理手順を確立し、バリデートし、実施すること、原材料及び製品の参考品・保存検体の管理を監督すること（該当する場合）、原材料及び製品の容器の適正な表示を保証すること、製品の安定性のモニタリングを確実にすること、製品の品質に関連する苦情の原因究明に参加すること等、その他の職責も有する。これら全ての作業を手順書に従って実施し、（必要な場合）記録すること。

6.3　Finished product assessment should embrace all relevant factors, including production conditions, results of in-process testing, a review of manufacturing (including packaging) documentation, compliance with Finished Product Specification and examination of the final finished pack.	6.3　最終製品の評価は、製造条件、工程内試験の結果、製造（包装を含む）文書の照査、最終製品規格への適合及び最終包装品の検査を含め、全ての関連要素を包含すること。
6.4　Quality Control personnel should have access to production areas for sampling and investigation as appropriate.	6.4　品質管理の人員は、検体採取及び原因究明のため適宜、製造区域に立入可能であること。
GOOD QUALITY CONTROL LABORATORY PRACTICE	**品質管理試験室の適正管理**
6.5　Control laboratory premises and equipment should meet the general and specific requirements for Quality Control areas given in Chapter 3. Laboratory equipment should not be routinely moved between high risk areas to avoid accidental cross-contamination. In particular, the microbiological laboratory should be arranged so as to minimize risk of cross-contamination.	6.5　管理試験室の建物及び設備は、第3章に示す品質管理区域に関する一般的及び特定の要求事項を満たすこと。試験室の設備は、偶発的な交差汚染を避けるため、高リスク区域の間を日常的に移動させてはならない。特に微生物試験室は、交差汚染のリスクを最小にするよう配置すること。
6.6　The personnel, premises, and equipment in the laboratories should be appropriate to the tasks imposed by the nature and the scale of the manufacturing operations. The use of outside laboratories, in conformity with the principles detailed in Chapter 7, Outsourced Activities, can be accepted for particular reasons, but this should be stated in the Quality Control records.	6.6　試験室の人員、建物及び設備が、製造作業の性質及び規模により生じる業務に照らして適切であること。第7章（外部委託作業）に詳述する原則に合致した外部の試験室の使用は、特定の理由があれば許容されるが、これは品質管理記録書に記載すること。
DOCUMENTATION	**文書化**
6.7　Laboratory documentation should follow the principles given in Chapter 4. An important part of this documentation deals with Quality Control and the following details should be readily available to the Quality Control Department:	6.7　試験室の文書化は、第4章に示す原則に従うこと。この文書化の重要部分は品質管理に関するものであり、以下の詳細項目について、品質管理部門が容易に利用可能であること。
(i) Specifications;	(i) 規格
(ii) Procedures describing sampling, testing, records (including test worksheets and/or laboratory notebooks), recording and verifying;	(ii) 検体採取、試験、記録類（試験ワークシート・試験室ノートを含む）、記録作業及び検証に関する手順
(iii) Procedures for and records of the calibration/qualification of instruments and maintenance of equipment;	(iii) 機器の校正／適格性確認及び設備の保守管理に関する手順及び記録
(iv) A procedure for the investigation of Out of Specification and Out of Trend results;	(iv) 規格外及び傾向から外れた試験結果の原因究明に関する手順
(v) Testing reports and/or certificates of analysis;	(v) 試験報告書・試験成績書
(vi) Data from environmental (air, water and other utilities) monitoring, where required;	(vi) （必要な場合）環境モニタリング（空気、水及びその他のユーティリティ）からのデータ
(vii) Validation records of test methods, where applicable;	(vii) （該当する場合）試験方法のバリデーション記録
6.8　Any Quality Control documentation relating to a batch record should be retained following the	6.8　バッチ文書の保管に関して第4章に示す原則に従って、バッチ記録に関連する品質管理

52

principles given in Chapter 4 on retention of batch documentation.	文書を保管すること。
6.9　Some kinds of data (e.g. tests results, yields, environmental controls) should be recorded in a manner permitting trend evaluation. Any Out of Trend or Out of Specification data should be addressed and subject to investigation.	6.9　ある種のデータ（例えば、試験の結果、収率、環境管理）は、傾向の評価ができるよう記録すること。傾向から外れた又は規格外のデータがあれば焦点を当て、原因究明の対象とすること。
6.10　In addition to the information which is part of the batch documentation, other raw data such as laboratory notebooks and/or records should be retained and readily available.	6.10　バッチ文書の一部である情報に加えて、試験室ノート・記録類等の他の生データも保管し、容易に利用可能であること。
SAMPLING	**検体採取**
6.11　The sample taking should be done and recorded in accordance with approved written procedures that describe:	6.11　以下の事項を記載した、承認された手順書に従って、検体採取を行い、記録すること。
(i) The method of sampling;	(i)　検体採取の方法
(ii) The equipment to be used	(ii)　用いる器具
(iii) The amount of the sample to be taken;	(iii)　採取する検体量
(iv) Instructions for any required sub-division of the sample;	(iv)　必要とされる検体の小分けに関する指図
(v) The type and condition of the sample container to be used;	(v)　用いる検体容器の種類及び状態
(vi) The identification of containers sampled;	(vi)　検体を採取した容器の識別
(vii) Any special precautions to be observed, especially with regard to the sampling of sterile or noxious materials;	(vii)　（特に無菌又は有毒原材料の検体採取に関して）遵守すべき特別な注意事項
(viii) The storage conditions;	(viii)　保管条件
(ix) Instructions for the cleaning and storage of sampling equipment.	(ix)　検体採取機器の洗浄及び保管に関する指図
6.12　Samples should be representative of the batch of materials or products from which they are taken. Other samples may also be taken to monitor the most stressed par t of a process (e.g. beginning or end of a process). The sampling plan used should be appropriately justified and based on a risk management approach.	6.12　検体は、それを採取した原材料又は製品のバッチを代表するものであること。工程で最も重点の置かれる部分（例えば、工程の始め又は終わり）をモニターするため、他の検体を採取してもよい。用いる検体採取計画は、適切に妥当性を示し、リスクマネジメントのアプローチに基づくこと。
6.13　Sample containers should bear a label indicating the contents, with the batch number, the date of sampling and the containers from which samples have been drawn. They should be managed in a manner to minimize the risk of mix-up and to protect the samples from adverse storage conditions.	6.13　検体容器には、バッチ番号、検体採取日及び検体が採取された容器を示すとともに、内容物を示すラベルを貼付すること。混同のリスクを最小化し、好ましくない保管条件から当該検体を保護するよう管理すること。
6.14　Further guidance on reference and retention samples is given in Annex 19.	6.14　参考品・保存検体に関する更なるガイダンスは、アネックス19 に示す。
TESTING	**試験**
6.15　Testing methods should be validated. A	6.15　試験方法をバリデートすること。原バリ

laboratory that is using a testing method and which did not perform the original validation, should verify the appropriateness of the testing method. All testing operations described in the Marketing Authorisation or technical dossier should be carried out according to the approved methods.	デーションを実施していない試験方法を用いる試験室は、当該試験方法の適切性を検証すること。販売承認書又は技術的な承認申請書類に記載された全ての試験作業を、承認された方法に従って実施すること。
6.16　The results obtained should be recorded. Results of parameters identified as critical quality attributes should be trended and checked to make sure that they are consistent with each other. Any calculations should be critically examined.	6.16　得られた試験結果は記録すること。重要品質特性と特定されたパラメータについての結果は、傾向を分析し、チェックを行って、互いに一貫していることを確認すること。いかなる計算にも誤りがあり得るものとして検算すること。
6.17　The tests performed should be recorded and the records should include at least the following data:	6.17　実施した試験は記録すること。その記録書は、少なくとも以下のデータを含むこと。
(i) Name of the material or product and, where applicable, dosage form;	(i) 原材料又は製品の名称及び（該当する場合）剤形
(ii) Batch number and, where appropriate, the manufacturer and/or supplier;	(ii) バッチ番号及び（適切な場合）　製造業者・供給業者
(iii) References to the relevant specifications and testing procedures;	(iii) 関連する規格及び試験手順の参照先
(iv) Test results, including observations and calculations, and reference to any certificates of analysis;	(iv) 試験結果（観察事項及び計算を含む）、並びに何らかの分析証明書が関係する場合はその参照先
(v) Dates of testing;	(v) 試験日
(vi) Initials of the persons who performed the testing;	(vi) 試験実施者のイニシャル
(vii) Initials of the persons who verified the testing and the calculations, where appropriate;	(vii)　（適切な場合）試験及び計算について確認した者のイニシャル
(viii) A clear statement of approval or rejection (or other status decision) and the dated signature of the designated responsible person;	(viii) 合格・不合格（又は他の状態の判定）についての明確な記載及び指定された責任者の日付入り署名
(ix) Reference to the equipment used.	(ix) 使用した設備の参照先
6.18　All the in-process controls, including those made in the production area by production personnel, should be performed according to methods approved by Quality Control and the results recorded.	6.18　全ての工程内管理（製造区域内で製造部門の人員によって行われるものを含む）は、品質管理部門が承認した方法に従って実施し、結果を記録すること。
6.19　Special attention should be given to the quality of laboratory reagents, solutions, glassware, reference standards and culture media. They should be prepared and controlled in accordance with written procedures. The level of controls should be commensurate to their use and to the available stability data.	6.19　試験室の試薬、試液、ガラス器具、標準品及び培地の品質には、特別な注意を払うこと。それらは手順書に従って調製・管理すること。管理レベルは、その用途及び利用可能な安定性データに相応したものであること。
6.20　Reference standards should be established as suitable for theirintended use. Their qualification and certification, as such, should be	6.20　標準品を、その使用目的に適するべく確立すること。標準品としての適格性確認及び品質認証を明確に記載し、文書化すること。

clearly stated and documented. Whenever compendial reference standards from an officially recognised source exist, these should preferably be used as primary reference standards unless fully justified (the use of secondary standards is permitted once their traceability to primary standards has been demonstrated and is documented). These compendial materials should be used for the purpose described in the appropriate monograph unless otherwise authorised by the National Competent Authority.	公的に認証された供給元からの公定書収載標準品が存在する場合は、十分な妥当性を示さない限り、斯かる公定書収載標準品を一次標準品として使用することが望ましい（一次標準品へのトレーサビリティを実証し、文書化するならば、二次標準品の使用は許容される）。斯かる公定書収載品は、各国当局によって承認されない限り、該当するモノグラフに記載された用途に使用すること。
6.21　Laboratory reagents, solutions, reference standards and culture media should be marked with the preparation and opening date and the signature of the person who prepared them. The expiry date of reagents and culture media should be indicated on the label, together with specific storage conditions. In addition, for volumetric solutions, the last date of standardisation and the last current factor should be indicated.	6.21　試験室の試薬、試液、標準品及び培地には、その調製日及び開封日並びに調製者の署名を表示すること。特定の保管条件とともに、試薬及び培地の有効期限がラベル上に示すこと。加えて、容量分析用の標準液については、直近の標定の実施日及び直近の標定で算出されたファクターを示すこと。
6.22　Where necessary, the date of receipt of any substance used for testing operations (e.g. reagents, solutions and reference standards) should be indicated on the container . Instructions for use and storage should be followed. In certain cases it may be necessary to carry out an identification test and/or other testing of reagent materials upon receipt or before use.	6.22　（必要な場合）　試験作業に用いる物品（例えば、試薬、試液及び標準品）について、その受入日を容器上に表示すること。使用及び保管に関する指示書に従うこと。受入時又は使用前に、試薬物質の確認試験・他の試験を実施することが必要な場合もある。
6.23　Culture media should be prepared in accordance with the media manufacturer 's requirements unless scientifically justified. The performance of all culture media should be verified prior to use.	6.23　培地は、科学的に妥当性を示さない限り、培地の製造業者の要求事項に従って調製すること。使用する前に、全ての培地の性能を検証すること。
6.24　Used microbiological media and strains should be decontaminated according to a standard procedure and disposed of in a manner to prevent the crosscontamination and retention of residues. The in-use shelf life of microbiological media should be established, documented and scientifically justified.	6.24　微生物学的試験に使用した培地及び菌株は、標準的な手順書に従って除染し、交叉汚染及び残さの残留を防止する方法で廃棄すること。微生物学的試験用の培地について開封・調製後の有効期間を設定し、文書化するとともに、科学的に妥当性を示すこと。
6.25　Animals used for testing components, materials or products, should, where appropriate, be quarantined before use. They should be maintained and controlled in a manner that assures their suitability for the intended use. They should be identified, and adequate records should be maintained, showing the history of their use.	6.25　成分、原材料又は製品の試験に使用する動物は、（適切な場合）使用前に区分保管すること。使用目的に適することを保証するよう維持し、管理すること。個体識別するとともに、その使用履歴を示す適切な記録書を保存すること。
ON-GOING STABILITY PROGRAMME	安定性モニタリング （訳注：所定の保管条件下で対象とする製品の安定性を継続的にモニターし、その結果を記録

	し、保管する一連の試験プログラムを指す。)
6.26　After marketing, the stability of the medicinal product should be monitored according to a continuous appropriate programme that will permit the detection of any stability issue (e.g. changes in levels of impurities or dissolution profile) associated with the formulation in the marketed package.	6.26　販売された包装状態の製剤に関連する安定性の問題（例えば、不純物レベル又は溶出プロファイルにおける変化）があれば検出できる適切な継続的プログラムに従って、販売後に医薬品の安定性をモニターすること。
6.27　The purpose of the on-going stability programme is to monitor the product over its shelf life and to determine that the product remains, and can be expected to remain, within specifications under the labelled storage conditions.	6.27　安定性モニタリングの目的は、有効期限にわたって製品をモニターすること、及び表示された保管条件下で製品が規格内に留まっており、また留まり続けることが期待できるかを判定することである。
6.28　This mainly applies to the medicinal product in the package in which it is sold, but consideration should also be given to the inclusion in the programme of bulk product. For example, when the bulk product is stored for a long period before being packaged and/or shipped from a manufacturing site to a packaging site, the impact on the stability of the packaged product should be evaluated and studied under ambient conditions. In addition, consideration should be given to intermediates that are stored and used over prolonged periods. Stability studies on reconstituted product are performed during product development and need not be monitored on an on-going basis. However , when relevant, the stability of reconstituted product can also be monitored.	6.28　安定性モニタリングは、販売された包装状態の医薬品に主として適用されるが、バルク製品についても検討すること。例えば、そのバルク製品を包装する前・製造場所から包装場所へ移送する前に長期間保管する場合は、包装後の製品の安定性への影響を評価し、成り行き条件下で試験すること。加えて、長期間にわたって保存され、使用される中間製品についても検討すること。再溶解した製品＊ 訳注の安定性試験が製品開発中に実施されていれば、継続的にモニターする必要はないが、場合により、再溶解した製品の安定性もモニターすること。 （＊訳注：凍結乾燥製品等を用時溶解・調製したもの）
6.29　The ongoing stability programme should be described in a written protocol following the general rules of Chapter 4 and results formalised as a report. The equipment used for the ongoing stability programme (stability chambers among others) should be qualified and maintained following the general rules of Chapter 3 and Annex15.	6.29　安定性モニタリングは、第4章の一般則に従って実施計画書中に記載し、結果は報告書として正式なものとすること。安定性モニタリングに用いる機器（とりわけ安定性チャンバー）は、第3章の一般則及びアネックス15に従って、適格性確認及び保守管理を行うこと。
6.30　The protocol for an on-going stability programme should extend to the end of the shelf life period and should include, but not be limited to, the following parameters:	6.30　安定性モニタリングの実施計画書は、有効期間の終わりまでカバーすること。また、少なくとも以下のパラメータを含むこと。
(i) Number of batch(es) per strength and different batch sizes, if applicable;	(i) 含量規格ごと、及び（該当する場合）異なるバッチサイズごとのバッチ数
(ii) Relevant physical, chemical, microbiological and biological test methods;	(ii) 関連する物理的、化学的、微生物学的及び生物学的な試験方法
(iii) Acceptance criteria;	(iii) 判定基準
(iv) Reference to test methods;	(iv) 試験方法の参照先
(v) Description of the container closure system(s);	(v) 容器施栓系についての記載

(vi) Testing intervals (time points);	(vi) 試験間隔（タイムポイント）
(vii) Description of the conditions of storage (standardised ICH/VICH conditions for long term testing, consistent with the product labelling, should be used) ;	(vii) 保管の条件（長期試験に関して標準化されたICH／VICH条件（製品の表示に整合したもの）を用いること）についての記載
(viii) Other applicable parameters specific to the medicinal product.	(viii) その医薬品に特に適用される他のパラメータ
6.31　The protocol for the on-going stability programme can be different from that of the initial long term stability study as submitted in the Marketing Authorisation dossier provided that this is justified and documented in the protocol (for example the frequency of testing, or when updating to ICH/VICH recommendations).	6.31　安定性モニタリングの実施計画書は、販売承認申請書類中で提出された当初の長期安定性試験の実施計画書と異なってもよい（例えば試験の頻度、又はICH／VICH 推奨条件へ更新する場合）。ただし、その妥当性を示し、当該実施計画書中に明記すること。
6.32　The number of batches and frequency of testing should provide a sufficient amount of data to allow for trend analysis. Unless otherwise justified, at least one batch per year of product manufactured in every strength and every primary packaging type, if relevant, should be included in the stability programme (unless none are produced during that year). For products where on-going stability monitoring would normally require testing using animals and no appropriate alternative, validated techniques are available, the frequency of testing may take account of a risk-benefit approach. The principle of bracketing and matrixing designs may be applied if scientifically justified in the protocol.	6.32　バッチ数及び試験頻度は、傾向分析を可能とするに十分なデータ量を提供するものであること。別途妥当性を示さない限り、毎年製造される製品につき、（該当する場合）含量規格及び一次包装のタイプごとに、少なくとも1 バッチが安定性プログラムに含まれること（該当年に全く生産されない場合を除く）。通常は動物を使用する試験が安定性モニタリングに必要とされており、適切な代替法（バリデートされた技術）がない製品については、試験頻度にリスクー ベネフィットを考慮して差し支えない。実施計画書中で科学的に妥当性を示せば、ブラケティング法及びマトリキシング法による設計の原則を適用し得る。
6.33　In certain situations, additional batches should be included in the on-going stability programme. For example, an on-going stability study should be conducted after any significant change or significant deviation to the process or package. Any reworking, reprocessing or recovery operation should also be considered for inclusion.	6.33　ある状況下では、追加のバッチを安定性モニタリングに含めること。例えば、工程又は包装に係る重大な変更又は重大な逸脱があれば、安定性モニタリング試験を行うこと。再処理、再加工又は再利用＊ 訳注の作業に係るバッチについて、安定性モニタリングに含めることも検討すること。 （＊訳注： 第5章63項〜65項参照）
6.34　Results of on-going stability studies should be made available to key personnel and, in particular , to the Authorised Person(s). Where on-going stability studies are carried out at a site other than the site of manufacture of the bulk or finished product, there should be a written agreement between the par ties concerned. Results of on-going stability studies should be available at the site of manufacture for review by the competent authority.	6.34　安定性モニタリング試験の結果は、主要責任者及び、特にオーソライズドパーソンが利用可能であること。安定性モニタリング試験がバルク製品又は最終製品の製造場所以外の事業所で実施される場合は、関係者間の取決め書があること。安定性モニタリング試験の結果は、当局による照査のため製造場所で利用可能であること。
6.35　Out of specification or significant atypical trends should be investigated. Any confirmed out of specification result, or significant negative	6.35　規格外又は著しい非定常傾向は、原因究明すること。規格外の結果又は著しい負の傾向が確認され、市場に出荷された製品のバッ

trend, affecting product batches released on the market should be reported to the relevant competent authorities. The possible impact on batches on the market should be considered in accordance with Chapter 8 of the GMP Guide and in consultation with the relevant competent authorities.	チに影響する場合は、関係当局に報告すること。本GMPガイドライン第8章に従うとともに、関係当局に相談して、市場に流通しているバッチに及ぼす影響を検討すること。
6.36　A summary of all the data generated, including any interim conclusions on the programme, should be written and maintained. This summary should be subjected to per iodic review.	6.36　生成された全てのデータの概要（プログラムに関する中間的結論を含む）を文書化し、保存すること。斯かる概要は、定期的照査の対象となること。
Technical transfer of testing methods	**試験方法の技術移管**
6.37　Prior to transferring a test method, the transferring site should verify that the test method(s) comply with those as described in the Marketing Authorisation or the relevant technical dossier. The original validation of the test method(s) should be reviewed to ensure compliance with current ICH/VICH requirements. A gap analysis should be performed and documented to identify any supplementary validation that should be performed, prior to commencing the technical transfer process.	6.37　試験方法を移管する側の施設は、移管に先立って、当該試験方法が販売承認書又は関連する技術的な承認申請書類に記載された方法に適合することを検証すること。試験方法の原バリデーションを照査し、現行のICH／VICHの要求事項に準拠していることを保証すること。技術移管プロセスを開始するに先立って、ギャップ分析を実施・文書化し、何らかの補足的バリデーションの実施が必要か確認すること。
6.38　The transfer of testing methods from one laboratory (transferring laboratory) to another laboratory (receiving laboratory) should be described in a detailed protocol.	6.38　ある試験室（移管元試験室）から別の試験室（移管を受ける試験室）への試験方法の移管は、実施計画書に詳細に記載すること。
6.39　The transfer protocol should include, but not be limited to, the following parameters:	6.39　移管の実施計画書は、少なくとも以下のパラメータを含むこと。
(i) Identification of the testing to be performed and the relevant test method(s) undergoing transfer ;	(i) 移管して実施する試験項目及びその試験方法の特定
(ii) Identification of the additional training requirements;	(ii) 追加的な教育訓練の必要性の特定
(iii) Identification of standards and samples to be tested;	(iii) 標準品及び試験すべき検体の特定
(iv) Identification of any special transport and storage conditions of test items;	(iv) 試験品特有の移送及び保管条件の特定
(v) The acceptance criteria which should be based upon the current validation study of the methodology and with respect to ICH/VICH requirements.	(v) 当該試験方法に関する直近のバリデーション結果及びICH／VICHの要求事項に基づく判定基準
6.40　Deviations from the protocol should be investigated prior to closure of the technical transfer process. The technical transfer report should document the comparative outcome of the process and should identify areas requiring further test method revalidation, if applicable.	6.40　実施計画書からの逸脱は、技術移管プロセスの終了前に原因究明すること。技術移管の報告書は、当該プロセスの比較結果をすること。（該当する場合）更に試験方法に関する再バリデーションを必要とする分野を特定すること。
6.41　Where appropriate, specific requirements	6.41　（適切な場合）他のガイドラインに書か

described in other guidelines should be addressed for the transfer of particular testing methods (e.g. Near Infrared Spectroscopy) .	れている特定の要求事項への対応が、特定の試験方法（例えば近赤外分光法）の移管に関して求められる。
CHAPTER 7 **OUTSOURCED ACTIVITIES**	第7 章 外部委託作業
PRINCIPLE	原則
Any activity covered by the GMP Guide that is outsourced should be appropriately defined, agreed and controlled in order to avoid misunderstandings which could result in a product or operation of unsatisfactory quality. There must be a written contract between the Contract Giver and the Contract Acceptor which clearly establishes the roles and responsibilities of each par ty. The Pharmaceutical Quality System of the Contract Giver must clearly state the way that the Authorised Person certifying each batch of product for release exercises his/her full responsibility.	GMPガイドラインがカバーする業務について外部委託する場合は、不適切な品質の製品又は作業につながり得る誤解を回避するため、適正に定義し、（関係者が）同意し、管理すること。委託者と受託者の間で契約書がなければならず、各者の役割及び責務を明確に確立すること。委託者の医薬品品質システムは、製品の各バッチに出荷可否判定を行うオーソライズドパーソンがその全責務を遂行する方法を、明確に記述しなければならない。
Note: This Chapter deals with the responsibilities of manufacturers towards the Competent Regulatory Authorities with respect to the granting of marketing and manufacturing authorisations. It is not intended in any way to affect the respective liability of Contract Acceptors and Contract Givers to consumers; this is governed by other provisions of national law.	注：この章は、販売承認及び製造許可を所管する規制当局に対する、製造業者の責任を取り扱う。受託者及び委託者の消費者に対する義務に影響することは、全く意図していない。（国内法の他の条項が規制している）
GENERAL	全般事項
7.1 There should be a written contract covering the outsourced activities, the products or operations to which they are related, and any technical arrangements made in connection with it.	7.1 当該外部委託作業、関連する製品又は作業、及びそれに関連してなされた技術的な取決めがカバーされている契約書があること。
7.2 All arrangements for the outsourced activities including any proposed changes in technical or other arrangements should be in accordance with regulations in force, and the Marketing Authorisation for the product concerned, where applicable.	7.2 当該外部委託作業のための全ての取決め（技術的又はその他の取決めの変更を含む）は、施行されている法規及び（該当する場合）当該製品に係る販売承認に従っていること。
7.3 Where the Marketing Authorisation holder and the manufacturer are not the same, appropriate arrangements should be in place, taking into account the principles described in this chapter .	7.3 販売承認保有者と製造業者が同一でない場合は、この章に記載された原則を考慮して適切な取決めが整っていること。
THE CONTRACT GIVER	委託者
7.4 The Pharmaceutical Quality System of the Contract Giver should include the control and review of any outsourced activities. The Contract Giver is ultimately responsible to ensure processes are in place to assure the control of outsourced activities. These processes should incorporate quality risk management principles	7.4 委託者の医薬品品質システムは、外部委託作業の管理及び照査を含むこと。委託者は、外部委託作業の管理を確実なものするプロセスが整っていることを保証する最終的な責任がある。斯かるプロセスには、品質リスクマネジメントの原則を取り入れ、特に以下を含めること。

and notably include:	
7.4.1　Prior to outsourcing activities, the Contract Giver is responsible for assessing the legality, suitability and the competence of the Contract Acceptor to carry out successfully the outsourced activities. The Contract Giver is also responsible for ensuring by means of the contract that the principles and guidelines of GMP as interpreted in this Guide are followed;	7.4.1　作業を外部委託するに先立って、委託者は、受託者について当該外部委託作業を適切に実施するための適法性、適合性及び能力を評価する責任がある。委託者は、本ガイドラインに解説されているGMPの原則及びガイドラインに従うことを、契約によって保証する責任もある。
7.4.2　The Contract Giver should provide the Contract Acceptor with all the information and knowledge necessary to carry out the contracted operations correctly in accordance with regulations in force, and the Marketing Authorisation for the product concerned. The Contract Giver should ensure that the Contract Acceptor is fully aware of any problems associated with the product or the work which might pose a hazard to his/her premises, equipment, personnel, other materials or other products;	7.4.2　委託者は、施行されている法規及び当該製品に係る販売承認に従って委託作業を適正に実施するため必要な全ての情報と知識を、受託者に供給すること。委託者は、その製品又は作業に関連して、受託者の建物、設備、人員、他の原材料又は他の製品に危害をもたらすおそれがある問題があれば受託者が十分に認識することを保証すること。
7.4.3　The Contract Giver should monitor and review the performance of the Contract Acceptor and the identification and implementation of any needed improvement.	7.4.3　委託者は、受託者の遂行能力をモニターし、照査するとともに、必要な改善があれば特定し、実施すること。
7.5　The Contract Giver should be responsible for reviewing and assessing the records and the results related to the outsourced activities. He/she should also ensure, either by himself/herself, or based on the confirmation of the Contract Acceptor 's Authorised Person, that all products and materials delivered to him/her by the Contract Acceptor have been processed in accordance with GMP and the Marketing Authorisation.	7.5　委託者は、当該外部委託作業に関連した記録及び結果を照査し、評価する責任を有すること。委託者は、自ら又は受託者のオーソライズドパーソンの確認に基づいて、受託者から届いた全ての製品又は物品がGMP及び販売承認に従って加工されていることを保証すること。
THE CONTRACT ACCEPTOR	受託者
7.6　The Contract Acceptor must be able to carry out satisfactorily the work ordered by the Contract Giver such as having adequate premises, equipment, knowledge, experience, and competent personnel.	7.6　受託者は、適切な建物、設備、知識及び経験、並びに有能な人員を有する等、委託者が発注した作業を適切に実施できなければならない。
7.7　The Contract Acceptor should ensure that all products, materials and knowledge delivered to him/her are suitable for their intended purpose.	7.7　受託者は、提供された全ての製品、原材料及び知識がその所期の目的に照らして適切であることを保証すること。
7.8　The Contract Acceptor should not subcontract to a third party any of the work entrusted to him/her under the contract without the Contract Giver 's prior evaluation and approval of the arrangements. Arrangements made between the Contract Acceptor and any third party should ensure that information and knowledge, including	7.8　受託者は、委託者が事前に取決めについての評価及び承認を行うことなく、委託された作業のいかなる部分も第三者に再委託してはならない。受託者と第三者の間でなされる取決めは、元の委託者と受託者の間と同様に、情報及び知識（第三者の適切性評価に由来するものを含む）が利用可能であることを保証

those from assessments of the suitability of the third party, are made available in the same way as between the original Contract Giver and Contract Acceptor.	するものであること。
7.9　The Contract Acceptor should not make unauthorised changes, outside the terms of the Contract, which may adversely affect the quality of the outsourced activities for the Contract Giver.	7.9　受託者は、契約の条件から外れた、無許可の変更を行ってはならない。斯かる変更は、委託者にとって外部委託作業の品質に悪影響を及ぼすおそれがある。
7.10　The Contract Acceptor should understand that outsourced activities, including contract analysis, may be subject to inspection by the competent authorities.	7.10　受託者は、外部委託作業（受託試験を含む）が当局による査察を受ける場合があることを理解すること。
THE CONTRACT	契約書
7.11　A contract should be drawn up between the Contract Giver and the Contract Acceptor which specifies their respective responsibilities and communication processes relating to the outsourced activities. Technical aspects of the contract should be drawn up by competent persons suitably knowledgeable in related outsourced activities and Good Manufacturing Practice. All arrangements for outsourced activities must be in accordance with regulations in force and the Marketing Authorisation for the product concerned and agreed by both parties.	7.11　委託者と受託者の間で契約書を作成し、当該外部委託作業に関連する各々の責任及び伝達プロセスを規定すること。契約書の技術的側面は、外部委託作業及びGMPに関して適切な知識を有する適任者が作成すること。外部委託作業のための全ての取決めは、施行されている法規及び当該製品の販売承認に従っていなければならず、両当事者が同意したものでなければならない。
7.12　The contract should describe clearly which party to the contract has responsibility for conducting each step of the outsourced activity, e.g. knowledge management, technology transfer , supply chain, subcontracting, quality and purchasing of materials, testing and releasing materials, undertaking production and quality controls (including in-process controls, sampling and analysis).	7.12　契約当事者のどちらが外部委託作業の各段階（例えば知識管理、技術移転、サプライチェーン、再委託、原材料の品質及び購入、原材料の試験及び出庫判定、製造・品質管理の実施（工程内管理、検体採取及び分析を含））を実施する責任を有するか、契約書に明確に記載すること。
7.13　All records related to the outsourced activities, e.g. manufacturing, analytical and distribution records, and reference samples, should be kept by, or be available to, the Contract Giver . Any records relevant to assessing the quality of a product in the event of complaints or a suspected defect or to investigating in the case of a suspected falsified product must be accessible and specified in the relevant procedures of the Contract Giver .	7.13　外部委託作業に関連した全ての記録書（例えば製造、分析及び配送の記録書）及び参考品は、委託者が保管する、又は委託者が利用可能であること。苦情若しくは欠陥が疑われる事態における製品の品質評価又は偽造品が疑われる場合における原因究明に関係する記録書は、委託者がアクセス可能でなければならず、委託者の関連する手順書に規定しなければならない。
7.14　The contract should permit the Contract Giver to audit outsourced activities, performed by the Contract Acceptor or their mutually agreed subcontractors.	7.14　契約書は、受託者又は相互に合意した再受託者によって実施された外部委託作業を監査することを、委託者に認めるものであること。

CHAPTER 8 COMPLAINTS AND PRODUCT RECALL	第8章 苦情及び製品回収
PRINCIPLE	原則
In order to protect public and animal health, a system and appropriate procedures should be in place to record, assess, investigate and review complaints including potential quality defects, and if necessary, to effectively and promptly recall medicinal products for human or veterinary use and investigational medicinal products from the distribution network. Quality Risk Management principles should be applied to the investigation and assessment of quality defects and to the decision-making process in relation to product recalls corrective and preventative actions and other risk-reducing actions. Guidance in relation to these principles is provided in Chapter 1. All concerned Competent Authorities should be informed in a timely manner in case of a confirmed quality defect (faulty manufacture, product deterioration, detection of falsification, non-compliance with the marketing authorisation or product specification file, or any other serious quality problems) with a medicinal or investigational medicinal product which may result in the recall of the product or an abnormal restriction in the supply. In situations where product on the market is found to be non-compliant with the marketing authorisation, there may be a requirement to notify concerned Competent Authorities. Reference should be made to relevant legislative requirements. In case of outsourced activities, a contract should describe the role and responsibilities of the manufacturer, the marketing authorisation holder and/or sponsor and any other relevant third parties in relation to assessment, decision-making, and dissemination of information and implementation of risk-reducing actions relating to a defective product. Guidance in relation to contracts is provided in Chapter 7. Such contracts should also address how to contact those responsible at each party for the management of quality defect and recall issues.	保健衛生および動物（ヒトを含む）の健康を守るために、潜在的な品質欠陥を含む苦情を記録、評価、調査、レビューしなければならない、また必要に応じて、ヒトまたは動物用医薬品及び治験薬を効果的かつ迅速に流通ネットワークから回収するための仕組み並びに適切な手順を決まった場所に保管しなければならない。品質リスクマネジメントの原則は、品質欠陥の調査と評価、そして製品のリコールに関する意思決定プロセス、是正措置や予防措置、その他のリスク低減活動に適応されなければならない。これらの原則に関連するガイダンスは第1章に記載されている。 品質の欠陥（製造上の欠陥、製品劣化、改ざんの検出、販売承認書又は定められた製品規格からの不適合、又はその他の重大な品質問題）が発生した場合には、医薬品又は治験薬品がリコールされたり、供給が異常に制限されたりする結果となる可能性があるので、すべての関係する管轄当局は、タイムリーにその情報を知らされなければならない。 市場に出荷した製品が取得した販売承認書の内容に適合していない事が判明した場合、関係する管轄当局に通知する必要がある。 関連する法的要件について参照し言及する必要がある。 外注活動の場合、とり交わす契約書に、製造業者、販売承認取得者、スポンサー並びにその他の関連する第三者が、評価、意思決定、情報の普及及び不良品に関連するリスク低減活動の実施に関する役割と責任を記述しなければならない。契約に関するガイダンスは7章に記載されている。このような契約は、品質欠陥およびリコール問題のマネジメントのために各当事者の責任者に連絡する方法についても記述しなければならない。
PERSONNEL AND ORGANISATION	人員と組織

8.1 Appropriately trained and experienced personnel should be responsible for managing complaint and quality defect investigations and for deciding the measures to be taken to manage any potential risk(s) presented by those issues, including recalls. These persons should be independent of the sales and marketing organisation, unless otherwise justified. If these persons do not include the Authorised Person involved in the certification for release of the concerned batch or batches, the latter should be made formally aware of any investigations, any risk-reducing actions and any recall operations, in a timely manner.	8.1 訓練を受けた経験豊富な人員は、苦情および品質欠陥の調査のマネジメント、並びにこれらの問題によって提起されるリコールを含む潜在的なリスクを管理するために採られる措置を決定する責任を負わなければならない。 これらの人は、別段の正当な理由がない限り、営業およびマーケティング組織から独立していなければならない。これらの人の中に、当該バッチまたはバッチのリリースのための権限を与えられた人が含まれていない場合、あらゆる調査やリスク低減活動及び製品回収に係る活動も適時、公表しなければならない。
8.2 Sufficient trained personnel and resources should be made available for the handling, assessment, investigation and review of complaints and quality defects and for implementing any risk-reducing actions. Sufficient trained personnel and resources should also be available for the management of interactions with Competent Authorities.	8.2 苦情および品質欠陥の取扱い、評価、調査及びレビューのため、並びに如何なるリスク低減活動をも実施するために、十分な訓練を受けた人員及びリソースが利用可能でなければならない。管轄当局とのやりとりのマネジメントに十分な訓練を受けた人員とリソースも利用できるようにしなくてはならない。
8.3 The use of inter-disciplinary teams should be considered, including appropriately trained Quality Management personnel.	8.3 適切に訓練された権限あるマネジメントを含む内部監査チーム等の登用が考慮されなければならない。
8.4 In situations in which complaint and quality defect handling is managed centrally within an organisation, the relative roles and responsibilities of the concerned parties should be documented. Central management should not, however, result in delays in the investigation and management of the issue.	8.4 組織内で苦情処理と品質欠陥処理が一元的にマネジメントされている状況では、関係当事者の相対的な役割と責任を文書化しなければならない。 しかし、権限あるマネジメントは、問題の調査とその進捗管理に遅れをもたらしてはならない。
PROCEDURES FOR HANDLING AND INVESTIGATING COMPLAINTS INCLUDING POSSIBLE QUALITY DEFECTS	**起こりうる品質欠陥を含む苦情処理及び調査の手順**
8.5 There should be written procedures describing the actions to be taken upon receipt of a complaint. All complaints should be documented and assessed to establish if they represent a potential quality defect or other issue.	8.5 苦情の受付時に、取るべき措置を示した文書化された手順がなくてはならない。 潜在的な品質上の欠陥又はその他の問題があるか否かを確認するために、すべての苦情を文書化し、評価する必要がある。
8.6 Special attention should be given to establishing whether a complaint or suspected quality defect relates to falsification.	8.6 苦情または疑わしい品質欠陥が改ざんに関連するかどうかを確認することには、特別な注意が払われなければならない。
8.7 As not all complaints received by a company may represent actual quality defects, complaints which do not indicate a potential quality defect should be documented appropriately and communicated to the relevant group or person responsible for the investigation and management of complaints of that nature, such as suspected	8.7 企業が受理したすべての苦情が実際、品質欠陥であるとは限らないため、潜在的な品質欠陥を示す苦情は適切に文書化されなければならない、有害（副作用）事象が疑われる苦情は調査・管理する責任のある関連グループ又は責任者に伝えられなければならない。

adverse events.	
8.8　There should be procedures in place to facilitate a request to investigate the quality of a batch of a medicinal product in order to support an investigation into a reported suspected adverse event.	8.8　有害（副作用）事象の疑いのある報告の調査を支援するために、当該バッチの品質を調査要求することを容易にする手順がなければならない。
8.9　When a quality defect investigation is initiated, procedures should be in place to address at least the following: i. The description of the reported quality defect. ii. The determination of the extent of the quality defect. The checking or testing of reference and/or retention samples should be considered as part of this, and in certain cases, a review of the batch production record, the batch certification record and the batch distribution records (especially for temperature-sensitive products) should be performed. iii. The need to request a sample, or the return, of the defective product from the complainant and, where a sample is provided, the need for an appropriate evaluation to be carried out. iv. The assessment of the risk(s) posed by the quality defect, based on the severity and extent of the quality defect. v. The decision-making process that is to be used concerning the potential need for risk-reducing actions to be taken in the distribution network, such as batch or product recalls, or other actions. vi. The assessment of the impact that any recall action may have on the availability of the medicinal product to patients/animals in any affected market, and the need to notify the relevant authorities of such impact. vii. The internal and external communications that should be made in relation to a quality defect and its investigation. viii. The identification of the potential root cause(s) of the quality defect. ix. The need for appropriate Corrective and Preventive Actions (CAPAs) to be identified and implemented for the issue, and for the assessment of the effectiveness of those CAPAs.	8.9　品質欠陥の調査が開始されたときは、少なくとも次の事項に対処するための手順がなければならない： i. 報告された品質欠陥の記述。 ii. 品質欠陥の程度。 保存サンプルの試験は、その一部として考慮する必要がある、場合によっては、バッチ生産記録、バッチ証明記録及びバッチ出荷記録（特に温度に敏感な製品の場合）のレビューが、実行されなければならない。 iii. 申立人から欠陥製品のサンプルまたは返品を要求する必要があり、サンプルが提供されている場合は、適切な評価を行う必要がある。 iv. 品質欠陥の重大度と程度に基づいて、品質欠陥によって引き起こされるリスクの評価。 v. バッチ又は製品のリコールやその他の行動など、配送ネットワークでリスクを低減するための活動の必要性に関し、用いられる可能性を決定するプロセス。 vi.製品回収により、市場が受ける影響の評価、患者／動物への医薬品の安定供給への影響の評価、及びその影響を関係当局に通知する必要性。 vii. 品質欠陥およびその調査に関連して行われなければならない内部及び外部への情報伝達。 viii. 品質欠陥の潜在的な根本原因。 ix. 適切な是正措置及び予防措置（CAPA）が問題改善のために実施され、それらのCAPAの有効性が評価されている必要性。
INVESTIGATION AND DECISION-MAKING	**調査と意思決定**
8.10　The information reported in relation to possible quality defects should be recorded, including all the original details. The validity and extent of all reported quality defects should be	8.10　可能性のある品質欠陥に関して報告された情報は、すべての元の詳細を含めて記録されなければならない。 報告されたすべての品質欠陥の妥当性及び程度は、調査の程度及び

64

documented and assessed in accordance with Quality Risk Management principles in order to support decisions regarding the degree of investigation and action taken.	採った措置に関する決定を支持するために、品質リスクマネジメントの原則に従って文書化され、評価されなければならない。
8.11　If a quality defect is discovered or suspected in a batch, consideration should be given to checking other batches and in some cases other products, in order to determine whether they are also affected. In particular, other batches which may contain portions of the defective batch or defective components should be investigated.	8.11　バッチ内で品質の欠陥が発見または疑われる場合は、他のバッチをチェックし、場合によっては他の製品をもチェックして、影響を受けているかどうかを判断する必要がある。特に、欠陥のあるバッチの一部または欠陥のある成分の一部を含む可能性がある他のバッチも調べなくてはならない。
8.1　Quality defect investigations should include a review of previous quality defect reports or any other relevant information for any indication of specific or recurring problems requiring attention and possibly further regulatory action.	8.12　品質欠陥の調査には、注意を必要とする特定の問題または繰り返し発生する問題、さらには規制上の措置について、以前の品質の欠陥報告やその他の関連情報のレビューが含まれていなければならない。
8.13　The decisions that are made during and following quality defect investigations should reflect the level of risk that is presented by the quality defect as well as the seriousness of any non-compliance with respect to the requirements of the marketing authorisation/product specification file or GMP. Such decisions should be timely to ensure that patient and animal safety is maintained, in a way that is commensurate with the level of risk that is presented by those issues.	8.13　品質欠陥の調査中及びその後に行われる（是正措置の）決定は、品質欠陥によって提示されるリスクのレベルと、販売承認/製品規格ファイルまたはGMPの要件に関する不適合の重大性を反映するものでなければならない。そのような問題によって提示されるリスクレベルに見合った方法で、患者および動物の安全が確実に維持されるように、そのような決定はタイムリーに行われなければならない。
8.14　As comprehensive information on the nature and extent of the quality defect may not always be available at the early stages of an investigation, the decision-making processes should still ensure that appropriate risk-reducing actions are taken at an appropriate time-point during such investigations. All the decisions and measures taken as a result of a quality defect should be documented.	8.14　品質欠陥の性質と程度に関する包括的な情報は、調査の初期段階では必ずしも入手できない場合があるため、意思決定プロセスは、その調査中の適切な時点で適切なリスク低減活動を確実に実施しなければならない。品質欠陥の結果として取られたすべての決定および措置は文書化されなければならない。
8.15　Quality defects should be reported in a timely manner by the manufacturer to the marketing authorisation holder/sponsor and all concerned Competent Authorities in cases where the quality defect may result in the recall of the product or in an abnormal restriction in the supply of the product.	8.15　（製造上の）品質欠陥が製品のリコールまたは製品の供給障害につながる可能性がある場合、製造業者は販売承認保有者/スポンサー及び関係するすべての管轄当局にタイムリーに報告しなければならない。
ROOT CAUSE ANALYSIS AND CORRECTIVE AND PREVENTATIVE ACTIONS	**根本原因解析と是正措置および予防措置**
8.16　An appropriate level of root cause analysis work should be applied during the investigation of quality defects. In cases where the true root cause(s) of the quality defect cannot be determined, consideration should be given to identifying the most likely root cause(s) and to	8.16　品質欠陥の調査中に適切なレベルの根本原因解析を適用しなければならない。品質欠陥の真の根本原因が決定できない場合、最も可能性のある原因を推定しておく必要がある。

addressing those.	
8.17　Where human error is suspected or identified as the cause of a quality defect, this should be formally justified and care should be exercised so as to ensure that process, procedural or system-based errors or problems are not overlooked, if present.	8.17　ヒューマンエラーが品質欠陥の原因であると疑われる場合、これは公式に正当化されるべきであり、プロセス、手順またはシステムに基づく誤りまたは問題がある場合にはそれらが見過ごされないように注意を払わなければならない。
8.18　Appropriate CAPAs should be identified and taken in response to a quality defect. The effectiveness of such actions should be monitored and assessed.	8.18　適切なCAPAは、品質欠陥に対応して特定され、採用されなければならない。そのような行動の有効性を監視し、評価する必要がある。
8.19　Quality defect records should be reviewed and trend analyses should be performed regularly for any indication of specific or recurring problems requiring attention.	8.19　品質欠陥記録はレビューされるべきであり、傾向分析は、注意を必要とする特定の兆候又は再発する問題の兆候について定期的に実施されなければならない。
PRODUCT RECALLS AND OTHER POTENTIAL RISK-REDUCING ACTIONS	**製品リコールおよびその他の潜在的リスク低減活動**
8.20　There should be established written procedures, regularly reviewed and updated when necessary, in order to undertake any recall activity or implement any other risk-reducing actions.	8.20　リコール活動やその他のリスク低減活動を実施するために、必要に応じて定期的にレビューし最新の状態にアップデートされた手順を定めなければならない。 （PE 009-13の8.10に関連）
8.21　After a product has been placed on the market, any retrieval of it from the distribution network as a result of a quality defect should be regarded and managed as a recall. (This provision does not apply to the retrieval (or return) of samples of the product from the distribution network to facilitate an investigation into a quality defect issue/report.)	8.21　製品が市場に出荷された後、品質欠陥による配送ネットワークからの撤去は、リコールとみなされ、管理されなければならない。（この規定は、品質欠陥（問題/報告）の調査を容易にするために、配送ネットワークからの製品サンプルの撤去（または返品）には適用されない）。
8.22　Recall operations should be capable of being initiated promptly and at any time. In certain cases recall operations may need to be initiated to protect public or animal health prior to establishing the root cause(s) and full extent of the quality defect	8.22　回収作業は、いつでも速やかに開始可能であること。保健衛生や動物の健康を守るために場合によっては、根本原因及び品質欠陥の全範囲を確定する前にリコール作業を速やかに開始する必要がある。 （PE 009-13の8.11に関連）
8.23　The batch/product distribution records should be readily available to the persons responsible for recalls, and should contain sufficient information on wholesalers and directly supplied customers (with addresses, phone and/or fax numbers inside and outside working hours, batches and amounts delivered), including those for exported products and medical samples.	8.23　バッチ/製品の配送記録書は、回収責任者が速やかに利用可能であるとともに、卸売業者及び直接供給した顧客に関する十分な情報（住所、就業時間内及び時間外の電話・FAX番号、配送バッチ及び数量）を含むこと（輸出製品及び医療用サンプルの場合を含む）。 （PE 009-13の8.13に関連）
8.24　In the case of investigational medicinal products, all trial sites should be identified and the countries of destination should be indicated. In the case of an investigational medicinal product for which a marketing authorisation has been issued, the manufacturer of the investigational	8.24　治験薬の場合には、全ての治験施設の場所を特定し、目的地の国を明示しなければならない。マーケティング認可がおりた治験薬の場合、その治験薬の製造業者は、スポンサーと協力して、販売承認取得者に、認可された医薬品に関連する可能性がある品質欠陥を

medicinal product should, in cooperation with the sponsor, inform the marketing authorisation holder of any quality defect that could be related to the authorised medicinal product. The sponsor should implement a procedure for the rapid unblinding of blinded products, where this is necessary for a prompt recall. The sponsor should ensure that the procedure discloses the identity of the blinded product only in so far as is necessary.	通知する必要がある。スポンサーは、手順に基づいて非開示とされた製品について迅速に同一性の確認を行わなければならない。このことは、迅速なリコールを行うために必要である。スポンサーは、必要な場合、非開示とされていた製品を開示しなければならない。
8.25　Consideration should be given following consultation with the concerned Competent Authorities, as to how far into the distribution network a recall action should extend, taking into account the potential risk to public or animal health and any impact that the proposed recall action may have. The Competent Authorities should also be informed in situations in which no recall action is being proposed for a defective batch because the batch has expired (such as with short shelf-life products.)	8.25　公共の保健衛生又は動物の健康への潜在的なリスクを基に、提案されたリコール活動が及ぼす影響を考慮に入れて、（リコール活動を）どれくらいの範囲まで拡大すべきかについて、関係当局と協議しなければならない。所管官庁は、リコールの対象外とされた状況についても通知を受ける必要がある。
8.26　All concerned Competent Authorities should be informed in advance in cases where products are intended to be recalled. For very serious issues (i.e. those with the potential to seriously impact upon patient or animal health), rapid risk-reducing actions (such as a product recall) may have to be taken in advance of notifying the Competent Authorities. Wherever possible, attempts should be made to agree these in advance of their execution with the concerned Competent Authorities	8.26　関係するすべての管轄当局は、製品が回収される予定の場合には事前に通知を受けなければならない。非常に深刻な問題（患者や動物の健康に重大な影響を及ぼす可能性のある問題）については、管轄当局に通知する前に、迅速なリスク低減活動（早急な製品撤去など）を行う必要がある。それらの実行については、可能な限り、関係する管轄当局と合意するよう努めなければならない。
8.27　It should also be considered whether the proposed recall action may affect different markets in different ways, and if this is the case, appropriate market-specific risk-reducing actions should be developed and discussed with the concerned Competent Authorities. Taking account of its therapeutic use the risk of shortage of a medicinal product which has no authorised alternative should be considered before deciding on a risk-reducing action such as a recall. Any decisions not to execute a risk-reducing action which would otherwise be required should be agreed with the Competent Authority in advance.	8.27　提案されたリコール活動が（安定供給を踏まえると）適切でない場合には、市場に影響を及ぼすかどうかも考慮すべきである。もし市場に影響を及ぼす場合は、特有のリスク低減活動が開発されるように関係当局と協議しなければならない。その治療における使用の必要性を考慮すると、製品回収のようなリスク低減活動を決定する前に、認可された代替物を持たない医薬品不足のリスクを考慮しなければならない。他に可能性のあるリスク低減活動が実行出来ない場合は、事前に管轄当局と合意しなければならない。
8.28　Recalled products should be identified and stored separately in a secure area while awaiting a decision on their fate. A formal disposition of all recalled batches should be made and documented. The rationale for any decision to	8.28　回収した製品は識別し、その処分に関する決定を待つ間、安全な区域に分離して保管すること。すべてのリコールされたバッチの公式な処理が行われ、文書化されなければならない。リコールされた製品の再加工に関す

rework recalled products should be documented and discussed with the relevant Competent Authority. The extent of shelf-life remaining for any reworked batches that are being considered for placement onto the market should also be considered.	る決定の根拠は文書化し、関連する管轄当局と協議しなければならない。 市場に出荷するために検討されている再加工されたバッチに残っている有効期間も考慮する必要がある。 （PE 009-13の8.14に関連）
8.29　The progress of the recall process should be recorded until closure and a final report issued, including a reconciliation between the delivered and recovered quantities of the concerned products/batches.	8.29　リコールプロセスの進捗状況は、リコール活動がクローズされるまでの過程を記録し、最終報告書を発行しなければならない（関連する製品/バッチの納入量（出荷量）と回収量の一致を含む）。 （PE 009-13の8.15に関連）
8.30　The effectiveness of the arrangements in place for recalls should be periodically evaluated to confirm that they remain robust and fit for use. Such evaluations should extend to both within office-hour situations as well as out-of-office hour situations and, when performing such evaluations, consideration should be given as to whether mock-recall actions should be performed. This evaluation should be documented and justified.	8.30　リコールのための綿密な準備は、その手順が使用に適していることを確認するために定期的に評価されなければならない。その評価は、オフィスの就業時間並びにオフィスの就業時間外の両方に及ぶべきであり、評価を実施する際には、モックリコール活動（模擬のリコール活動の評価）を実施すべきかどうかについても検討しなければならない。この評価は文書化され、正当化されなければならない。 （PE 009-13の8.16に関連）
8.31　In addition to recalls, there are other potential risk-reducing actions that may be considered in order to manage the risks presented by quality defects. Such actions may include the issuance of cautionary communications to healthcare professionals in relation to their use of a batch that is potentially defective. These should be considered on a case-by-case basis and discussed with the concerned Competent Authorities.	8.31　リコールに加えて、品質欠陥によってもたらされるリスクを管理するために考えられる他の潜在的なリスク低減活動が存在する。そのような活動には、潜在的に欠陥のあるバッチを使用することに関する医療従事者への注意喚起の情報提供が含まれる。 これらはケースバイケースで検討し、関係する管轄当局と協議する必要がある。
CHAPTER 9 **SELF INSPECTION**	第9章 自己点検
PRINCIPLE	原則
Self inspections should be conducted in order to monitor the implementation and compliance wit Good Manufacturing Practice principles and to propose necessary corrective measures.	GMP原則の実施及び適合状況をモニターし、必要な是正措置を提案するため、自己点検を行うこと。
9.1　Personnel matters, premises, equipment, documentation, production, quality control, distribution of the medicinal products, arrangements for dealing with complaints and recalls, and self inspection, should be examined at intervals following a pre-arranged programme in order to verify their conformity with the principles of Quality Assurance.	9.1　人事、建物、設備、文書化、製造、品質管理、医薬品の配送、苦情及び回収の取決め、並びに自己点検について、それらが品質保証の原則に合致しているか検証するため、予め取り決められたプログラムに従った間隔で点検すること。
9.2　Self inspections should be conducted in an independent and detailed way by designated	9.2　自己点検は、社内で指定された能力・権限のある者が、独立かつ詳細な方法で実施する

competent person(s) from the company. Independent audits by external experts may also be useful.	こと。外部の専門家による独立した監査も有用であろう。
9.3 All self inspections should be recorded. Reports should contain all the observations made during the inspections and, where applicable, proposals for corrective measures. Statements on the actions subsequently taken should also be recorded.	9.3 全ての自己点検を記録すること。報告書は、自己点検中の全ての所見及び（該当する場合）是正措置の提案を含むこと。その後に講じられた措置に関する陳述も記録すること。

第Ⅱ部

PIC/S GMP ガイドラインパート 1
手順書モデル
（第 3 章、第 5 章、第 8 章 改訂を含む）

1. 改訂後のパート1が求めている手順書類の文書体系

　わが国の GMP 省令が求める医薬品製造所ごとに備えるべき手順書類は、「衛生管理基準書」、「製造管理基準書」、「品質管理基準書」の三つの管理基準書があり、このほか、製造管理及び品質管理を適正かつ、円滑に実施するため、「製造所からの出荷の管理に関する手順」、「バリデーションに関する手順」など9の手順書とその他必要な手順書を製造所ごとに定め、備え付けることが規定されている。

　多くの製造所では、最上位に、「GMP 総則」を、第二位文書として、前述の三管理基準書、製品標準書、9の手順書、その下位の第三位文書としてプロセスの実施のための標準作業手順書（SOPs）や要領書が位置づけられ制定されていると思われる。

　本書では、PIC/S や欧米で取り入れられている、品質リスクマネジメントを取り込んだ医薬品品質システムを設計し、それを達成するための「品質マニュアル」を最上位の GMP 文書と位置づけ、それを補完するための手順書として、「品質マネジメントレビュー」、「品質リスクマネジメント」を第一位に、その下位に前述の3管理基準書、製品標準書、9の手順書を、さらにその下位に標準作業手順書（SOPs）がある文書体系を考えてみた。（図1 文書体系図）
ここで、PIC/S GMP ガイドラインパート1では、「文書化された手順書」として、どのような手順書類を求めているのかをすべて抜き出し、（表-1　改訂後のパート1が求めている手順書類の文書一覧）にまとめた。

図1 文書体系図

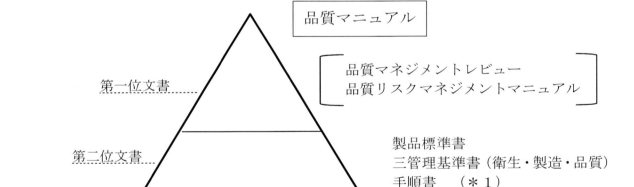

手順書（＊1）
一 製造所からの出荷の管理、二 バリデーション、三 変更の管理、四 逸脱の管理、五 品質等に関する情報及び品質不良等の処理、六 回収処理、七 自己点検、八 教育訓練、九 文書及び記録の管理、十 その他

2. 改訂後のパート1が求める手順書類の文書一覧

　PIC/S GMP ガイドラインパート1を読むと、「文書化された手順書によること」や「文書化されなければならない」、「定められた手順による」が多く求められている。
　下表はGMPガイドラインパート1が求める手順書類を抜書きし一覧にまとめたものである。
　以下の各文書・手順書の位置づけは、特に、わが国の GMP 省令や通知で上位・下位を定めたものではないが、通常、考えられる区分分けをし、第一位、二位、三位と分けたものである。
　自社の文書管理体系に合わせて管理をしていただければ幸いです。

　下表の文書番号はPIC/S GMP Part1の章項番号に合わせた。また、文書番号の付番がないものは、PIC/S GMP Part1で直接に記載されているものではないが、個々の手順書の上位に位置するものと言えるので記載したものである。

表-1　改訂後のパート1が求める手順書類の文書一覧

第一位文書		第二位文書		第三位文書	
文書番号	文書名	文書番号	文書名	文書番号	文書名
1.7	品質マニュアル	1.6	品質マネジメントレビュー		
		1.7	医薬品品質システム		
				1.10	製品品質の照査手順書
		1.13	品質リスクマネジメント手順書		
		2.2	GMP 組織図		
		4	サイトマスターファイル		
		4.1	文書及び記録の管理に関する手順書		
		4.29	変更管理手順書		
		4.29	逸脱管理手順書	1.11	是正・予防措置手順書
		4.29	自己点検手順書（内部監査）		
		5.23	バリデーション手順書	4.29	装置・システムの適格性評価手順書
		8.10	回収処理手順書		
			衛生管理基準書		
				1.9(i)	環境モニタリング手順書
				2.15	人員の衛生管理手順書
				2.15	更衣及び入退室手順書
				3.2	建物の補修及び保守管理手順書

					3.2	建物の清掃・消毒手順書
					3.36	設備機器の清浄化手順書
					4.29	保守管理・清掃手順書
					4.29	防虫防鼠管理手順書
					4.29	環境モニタリング
					5.22	交叉汚染防止手順書
				製造管理基準書		
					3.43	製造用水の微生物汚染防止手順書
					4.13	規格書（出発原料・包装材料）
					4.15	規格書（中間製品・バルク製品）
					4.16	規格書（最終製品）
					4.17	製造処方
					4.18	工程指図書
					4.19	包装指図書
					4.20	バッチ工程記録書
					4.21	バッチ包装記録書
					4.22	原料・資材の受入れ手順書
					4.24	原材料の保管管理手順書
					4.29	装置・システム（製造）の適格性評価手順書
					4.30	機器操作手順書（製造）
					4.31	ログブック手順書（製造）
					4.31	製造機器の運転操作手順書
					5.2	製造指図記録書
					5.2	原料・資材の出納管理手順書
					5.33	原料の保管管理手順書
					5.37	出発原料の調製作業手順書
					5.46	印刷包材の保管・払い出し手順書
					5.62	印字包装の数量管理手順書
		1.9		**品質管理基準書**		
					4	外部委託作業技術契約書
					4.25	検体採取手順書
					4.26	試験検査手順書（原料・製品）

				4.27	試験判定手順書（原料・製品）
			74		
				4.29	技術移転手順書
				4.29	装置・システム（品質管理）の適格性評価手順書
				4.29	供給者監査手順書
				4.30	機器操作手順書（試験）
				4.31	ログブック手順書（品管）
				5.27	原料供給者管理手順書
				5.36	原料の外部試験委託手順書
				5.67	製品の再加工時の管理手順書
				5.70	返品製品の処理手順書
				6.2	参考品・保存検体の管理手順書
				6.2	安定性モニタリング手順書
				6.7（ⅲ）	試験検査機器の保守管理手順書
				6.7（ⅲ）	試験検査機器の校正手順書
				6.7（ⅳ）	規格外試験検査結果の処理手順書
				6.11	検体採取手順書
				6.15	試験方法のバリデーション手順書
				6.19	試薬・試液の管理手順書
				6.20	標準品の管理手順書
				6.24	培地・菌株等の除染・廃棄手順書
				6.30	安定性モニタリング実施計画書
				6.34	安定性モニタリング報告書
				6.39	試験方法の技術移管計画書
				6.40	試験方法の技術移管報告書
				7.11	外部委託作業契約書
				7.13	外部委託作業記録書
				8.5	苦情処理手順書
				8.9	品質欠陥の処理手順書
				8.20	製品リコール手順書
				8.28	リコール製品の処理手順書
				8.30	モックリコール手順書

3. 手順書の一部様式例

手順書例
1.「品質マニュアル」
　独立行政法人 医薬品医療機器総合機構（PMDA）から発出されている手順書モデル「品質マニュアル」から転用しました。

2.「品質マネジメントレビュー」
　医薬品品質システムを構築し、そのシステムが有効に運用されていることを定期的にモニタリングするための品質マネジメントレビュー手順書を、独立行政法人 医薬品医療機器総合機構（PMDA）から発出されている手順書モデルから転用し、別冊「品質マネジメントレビュー手順書」を添付しました。

3.「サイトマスターファイル」
　医薬品等適合性調査の申請にあたって提出すべき資料として、独立行政法人医薬品医療機器総合機構品質管理部から事務連絡として発出されている。一方、PIC/S では 2011 年 1 月 1 日付けで、サイトマスターファイルの内容が発刊され、今では、各医薬品製造所において、サイトマスターファイルは必須のものとなってきた。
　このモデル（PIC/S PE008-4）から、サイトマスターファイルを本書に添付した。
　内容など作成の詳細については、2018 年 4 月 株式会社ハイサム技研から発刊されている「現場で直ぐ役に立つ PIC/S GMP に沿った監査マニュアル」を参考にされたい。

4. 改訂された 3、5、8 章からの手順書の事例
（1）「構造設備の保守に関する手順書」
　PIC/S　GMP 第 3 章に、「建物及び設備」が規定されており、製品の品質に危害をもたらさないことを保証するため、機器設備を補修及び保守管理することを求めている。
　機器設備の保守をするための点検整備の手法など考え方を定めた手順書例として、別冊「構造設備の保守に関する手順書」を添付した。

（2）交叉汚染の防止に関する手順書」
　PIC/S　GMP 第 5 章に、「製造」が規定されており、その中に「製造における交叉汚染防止」の項が定められている。
　交叉汚染や混同、手違いを防止する対策手順として、構造設備、原料・中間製品・製品の取扱い工程、製造工程、包材などの工程でのチェックすべき項目を挙げ、手順書例として、別冊「交叉汚染の防止に関する手順書」を添付した。

（3）「回収に関する手順書」
　PIC/S GMP 第 8 章に、「苦情及び製品回収」が規定されている。一方、回収に関しては、以

下の局長通知が発出されている。

　医薬品等の回収は、その原因を CAPA に結び付けて改善をする必要があり、その手順書例として、別冊「回収に関する手順書」を添付した。

　また、回収に関する以下の局長通知から「回収着手報告」及び「情報提供」、「回収の状況報告」、「回収終了報告」に関する事項の抜粋を末尾に添付しているので参考にされたい。

　医薬品・医療機器等の回収について　　　厚生労働省医薬食品局長
　　　　　　　　　　　　　　　　　　　平成 26 年 11 月 21 日　薬食発 1121 第 10 号
「 医薬品・医療機器等の回収について」の一部改正について
　　　　　　　　　　　　　　　　　　　厚生労働省医薬・生活衛生局長
　　　　　　　　　　　　　　　　　　　平成 30 年 2 月 8 日　薬生発 0208 第 1 号

「品質マニュアル」

文書番号	＊＊＊－＊＊－＊＊

制定日　　第1版　　　2018 年 11 月 10 日

〇〇製薬

引用（本手順書は、独立行政法人 医薬品医療機器総合機構の「品質マニュアル」手順書モデルから引用しました）

文書番号	文書名	頁 ／ 全頁
＊＊＊－＊＊－＊＊	品質マニュアル	1／8

「品質マニュアル」 　制定・改訂履歴		文書番号　＊＊＊－＊＊－＊＊			
制定・改訂 年月日	制定・改訂内容	作成	確認	確認	承認
2018.11.10	初版制定				

文書番号	文書名	頁 ／ 全頁
＊＊＊－＊＊－＊＊	品質マニュアル	2／8

配付管理表		文書番号	＊＊＊－＊＊－＊＊
配　付　先	配付管理番号	配付年月日	旧版の処理状況

文書番号	文書名	頁 ／ 全頁
＊＊＊－＊＊－＊＊	品質マニュアル	3／8

目次

1. 目的
2. 品質方針
3. 医薬品品質システムの適用範囲
4. 医薬品品質システムにおける経営陣の責任
5. 医薬品品質システム
6. 手順書の改訂・廃止

文書番号	文書名	頁 ／ 全頁
＊＊＊－＊＊－＊＊	品質マニュアル	4／8

1. 目的

　患者さんの健康と安全を守るために、当社が提供する医薬品の品質を向上させるとともに安定供給を確実にすることを目的として、製品ライフサイクルの全期間にわたり医薬品品質システムを構築し、医薬品開発と製造活動の連携を強化して、技術革新と継続的改善を推進するため本マニュアルを制定する。

2. 品質方針

　当社は、患者さんに安全で高品質の医薬品をお届けするため、法令を遵守し、医薬品品質システムを継続的に改善します。

(1) これらを当社の品質方針として定め、工場長は全ての部署及び階層の人員に伝達し、理解されるよう努める。
(2) 品質方針は、品質マネジメントレビューにおいて、継続的な有効性について定期的にレビューすること。

3. 医薬品品質システムの適用範囲

　本品質マニュアルは当社の＊＊＊工場における、原薬を含む医薬品の技術開発、製造管理及び品質管理に係る品質システムについて、製品のライフサイクル全期間にわたり適用する。

4. 医薬品品質システムにおける経営陣の責任

4.1 上級経営陣の責務は以下の通りとする（本品質マニュアルにおいて、上級経営陣とは、社長、生産本部長、信頼性保証本部長をいう）。
(1) 企業の品質に関する全体的な意図及び方向を記述する品質方針を確立すること
(2) 品質方針を実現するため必要とされる品質目標が規定され、及び伝達されることを確実にすること
(3) 品質目標を達成するために、医薬品品質システムが有効に機能していること、また、役割、責任及び権限が規定されており、会社全体にわたり伝達され実施されていることを確実にすること
(4) 医薬品品質システムの継続する適切性及び実効性を確実にするため品質マネジメントレビューを通じ、医薬品品質システムの統括管理をすること
(5) 継続的改善を推進させること
(6) 医薬品品質システムを実施し、維持し、及びその有効性を継続的に改善するための十分でかつ適切な資源（人的、財政的、物的、装置及び設備上のもの）を決定し、提供すること

文書番号	文書名	頁／全頁
＊＊＊－＊＊－＊＊	品質マニュアル	5／8

4.2 経営陣は以下の責務を負う（本品質マニュアルにおいて、経営陣は工場長とする）。

(1) 医薬品品質システムの設計、実施、モニタリング及び維持に参画すること

(2) 医薬品品質システムの組織全体における実施を確実にすること

(3) 品質に関する、有効な情報伝達及び上申プロセスを維持すること

(4) 医薬品品質システムに関連する全ての組織ユニットの個々人及び組織全体の役割、責任、権限及び相互関係を規定すること

(5) 製造プロセスの稼働性能及び製品品質並びに医薬品品質システムに対する品質マネジメントレビューを実行し、レビュー結果を評価すること

(6) 継続的改善を実行すること

(7) 医薬品品質システムを実施し、維持し、及びその有効性を継続的に改善するために、十分でかつ適切な資源（人的、財政的、物的、装置及び設備上のもの）を有効に活用すること

5. 医薬品品質システム

当社＊＊＊工場における医薬品品質システムは以下の要素から構成する。

これらの関連性及び相互関係は別紙1の医薬品品質システムプロセスマップに示す。

品質マネジメントシステムを実効的かつ確実に実施するため、品質システムの各要素の運用にあたって、知識管理及び品質リスクマネジメントを実践する。

5.1 品質目標の策定

工場長は品質方針を実現するため、必要な品質目標を策定する。品質目標にはその進捗度を測るため、出来る限り業績評価指標を設定する。品質目標は品質マネジメントレビューの結果に基づいて定期的に見直す。

経営陣は品質目標を達成するため、適切な資源及び訓練を提供しなければならない。

5.2 目標達成のための各業務プロセスの実施

工場長は、各部署に対し、品質目標に基づき年度計画を作成させるとともに品質システムを遂行させること。

また、その進捗については定期的に報告させること。

5.3 製造プロセスの稼働性能及び製品品質のモニタリングシステム

＊＊＊工場は、管理できた状態が維持されていることを確実にするために、製造プロセスの稼働性能及び製品品質をモニタリングするため、製品品質の照査を実施する。

製品品質の照査はGMP手順書「製品品質の照査手順」に基づき実施するが、以下に留意する必要がある。

文書番号	文書名	頁 ／ 全頁
＊＊＊－＊＊－＊＊	品質マニュアル	6／8

(1) 製造、品質に関与する各種パラメータを計画的に管理するため、品質リスクマネジメントを用いること

(2) 製造、品質に関与する各種パラメータを計画的に管理するため、品質リスクマネジメントを用いること

(3) 特定されたパラメータ及び特性を測定、及び分析するためのツール（例：データ管理及び統計ツール）を明確化すること

(4) 継続的改善活動につなげるために変動を低減・管理するために、製造プロセスの稼働性能及び製品品質に影響を与える変動原因を特定すること

(5) 苦情、OOS、回収、逸脱、外部監査及び自己点検の結果、並びに当局の査察の結果、指摘事項などを含むこと

5.4　是正措置及び予防措置(CAPA)システム

　　GMP 手順書「逸脱管理手順書」及び「是正措置及び予防措置(CAPA)手順書」に基づき実施する。

5.5　変更マネジメントシステム

　　GMP 手順書「変更管理手順書」に基づき実施する。

5.6　外部委託作業及び購入原材料の管理

　　GMP 手順書「供給者管理手順書」に基づき実施する。

5.7　自己点検（内部監査）

　　GMP 手順書「自己点検手順書」に基づき実施する。但し、自己点検の範囲に医薬品品質システムに関する業務を含むものとする。

5.8　教育訓練

　　GMP 手順書「教育訓練手順書」に基づき実施する。但し、教育訓練のプログラムに医薬品品質システムに関する内容を含むものとする。

5.9　品質マネジメントレビュー

　　「品質マネジメントレビュー実施手順書」に基づき、定期的に実施する。

5.9.1　品質マネジメントレビューにおける報告事項

　　　品質マネジメントレビューにおける報告事項（インプット）には以下を含むものとする。品質目標に業績評価指標が設定されている場合は、達成度についても報告する

文書番号	文書名	頁／全頁
＊＊＊－＊＊－＊＊	品質マニュアル	7／8

(1) 製品品質の照査結果
- ・顧客満足度（苦情、回収等）
- ・工程管理、製品品質管理の結果
- ・変更の有効性評価

(2) 品質システムの有効性評価
- ・苦情管理、逸脱管理、CAPA 及び変更管理の状況
- ・外部委託作業の状況

(3) 医薬品品質システムに影響を与える要因
- ・新たな規制やガイドラインへの対応
- ・品質問題（自社内、外部環境）の状況
- ・ビジネス環境の変化
- ・開発の状況、技術革新の状況
- ・承継や特許・商標の関する課題

(4) 当局の査察結果及び回答の状況、社外監査・自己点検の結果

(5) 前回の品質マネジメントレビューからのフォローアップ

5.9.2 品質マネジメントレビューにおける経営陣の改善指示

品質マネジメントレビューにおける経営陣の改善指示には以下を含むものとする。

(1) 製造プロセス及び製品への改善

(2) 医薬品品質システムの改善

(3) 必要な知識の共有化

(4) 資源配分（見直し）、教育訓練の指示

(5) 品質目標の見直し

(6) 上級経営陣への報告、品質マネジメントレビュー結果の共有化（効果的な水平展開）

5.9.3 上級経営陣への品質マネジメントレビュー結果の報告と上級経営陣からの改善指示

(1) 工場長は品質マネジメントレビューの結果（指示事項を含む）を上級経営陣に報告する。

(2) 上級経営陣は工場長の改善方針に加え、以下の視点から改善の指示をする。
- ・品質方針の見直し
- ・医薬品品質システムの改善
- ・資源の配分と再配置

5.9.4 品質目標の策定と組織運営方針への反映

工場長は、品質マネジメントレビューの結果に基づいて、次年度の品質目標を策定する。

文書番号	文書名	頁 ／ 全頁
＊＊＊－＊＊－＊＊	品質マニュアル	8／8

6. 手順書の改訂・廃止

　本手順書の改訂・廃止は、別に定める「文書及び記録の管理に関する手順書」の手順に従って実施する。

7. 医薬品品質システムプロセスマップ

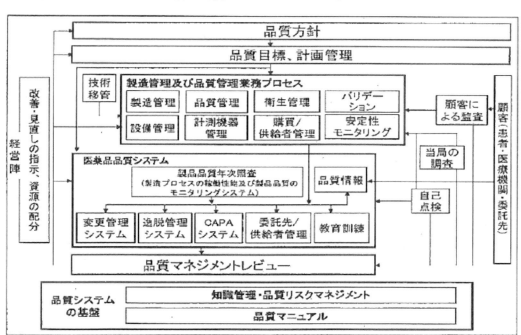

別紙1　医薬品品質システムプロセスマップ

「品質マネジメントレビュー手順書」

文書番号	＊＊＊－＊＊－＊＊

制定日　　第 1 版　　　2018 年 11 月 10 日

○○製薬

引用（本手順書は、独立行政法人 医薬品医療機器総合機構の「品質マネジメントレビュー」
　　　手順書モデルから引用しました）

文書番号	文書名	頁／全頁
＊＊＊－＊＊－＊＊	品質マネジメントレビュー手順書	1／6

「品質マネジメントレビュー手順書」 制定・改訂履歴		文書番号 ＊＊＊＊－＊＊－＊＊			
制定・改訂 年月日	制定・改訂内容	作成	確認	確認	承認
2018.11.10	初版制定				

文書番号	文書名	頁 ／ 全頁
＊＊＊－＊＊－＊＊	品質マネジメントレビュー手順書	2／6

配付管理表		文書番号	＊＊＊＊－＊＊－＊＊
配 付 先	配付管理番号	配 付 年 月 日	旧版の処理状況

文書番号	文書名	頁 ／ 全頁
＊＊＊－＊＊－＊＊	品質マネジメントレビュー手順書	3／6

目次

1. 目的
2. 適用範囲
3. 責任体制
4. 品質マネジメントレビューの実施
5. 品質マネジメントレビューでの検討事項
6. 品質マネジメントレビューの実施手順
7. 品質目標の策定と継続的改善の推進
8. 手順書の改訂・廃止

文書番号	文書名	頁 ／ 全頁
＊＊＊－＊＊－＊＊	品質マネジメントレビュー手順書	4／6

1. 目的

　本手順書は、○○株式会社△△工場において、品質マネジメントシステムが継続して適切、妥当であり、かつ効果的に運用されることを確実にするため、定期的に品質マネジメントシステムの運用状況を確認する品質マネジメントレビューの実施内容を定めることを目的とする。

2. 適用範囲

　本手順書は、○○株式会社△△工場の品質マネジメントレビューに関する業務に適用する。

3. 責任体制

3.1 上級経営陣

　上級経営陣は、全社における「品質マネジメントレビュー」に責任を有し、工場における品質マネジメントレビューの結果報告を受けるとともに、必要に応じて改善を指示する。

　（本手順書において、上級経営陣は社長、生産本部長、信頼性保証本部長とする）

3.2 工場長

　工場長は、△△工場の品質マネジメントレビューに責任を有し、工場内の品質マネジメントレビューの報告を受けるとともに、改善の指示を行う。

　また、品質マネジメントレビューの結果（指示事項含む）を上級経営陣に報告するとともに、上級経営陣からの改善指示事項を確実に実行する。

3.3 品質マネジメントレビュー事務局

　（1）△△工場における、品質マネジメントレビュー事務局を品質管理部品質保証部門に置き、品質管理部長を品質マネジメントレビュー運営の責任者とする。

　（2）品質マネジメントレビュー事務局は工場各部署における品質マネジメントレビュー報告事項を取りまとめ、品質マネジメントレビューのための会議を開催する。また、工場長及び上級経営陣からの指示事項を取りまとめ、工場内各部署に伝達する。

4. 品質マネジメントレビューの実施

　△△工場における品質マネジメントレビューは、原則として年□回実施する。

5. 品質マネジメントレビューでの検討事項

　品質マネジメントレビューでは、工場内各部門からの報告に基づき、参加者が製造プロセス稼働性能の妥当性及び製品品質並びに品質マネジメントシステムについて、
適切性、妥当性、有効性の観点から検討し、工場長は改善のための指示事項を決定する。

文書番号	文書名	頁 ／ 全頁
＊＊＊－＊＊－＊＊	品質マネジメントレビュー手順書	5／6

品質マネジメントレビューへの報告項目例及び改善指示事項の項目例を以下に示す。

品質目標に業績評価指標が設定されている場合は、達成度についても報告するものとする。

（1）製品品質の照査結果

- 製品品質に関する顧客満足度（苦情、回収等）
- 工程管理、製品品質管理（トレンド解析を含む）の結果と考察
- 変更の有効性評価の結果

（2）品質システムの有効性評価

- 苦情管理、逸脱管理、CAPA 及び変更管理の状況
- 外部委託作業の状況
- リスクアセスメントの状況

（3）医薬品品質システムに影響を与える要因

- 新たな規制やガイドラインへの対応
- 品質問題（自社内、外部環境）の状況
- ビジネス環境の変化、
- 開発の状況、技術革新の状況
- 承継や特許・商標に関する課題

（4）当局の査察結果及び回答の状況、社外監査・自己点検の結果

（5）前回の品質マネジメントレビューからのフォローアップ

6. 品質マネジメントレビューの実施手順

（1）品質マネジメントレビュー事務局は、工場内各部門からの報告事項及び改善案を収集し、取りまとめ、検討資料を作成する。

（2）品質マネジメントレビュー事務局は、品質マネジメントレビューを実施する。

（3）工場長は各部門からの報告事項に基づき、品質マネジメントシステムの実行状況を確認し、品質マネジメントシステムの改善方針を検討し、改善の指示を出す。

改善方針には以下を含める。

- 製造プロセス及び製品への改善
- 医薬品品質システムの改善
- 必要な知識の共有化
- 資源配分（見直し）、教育訓練の指示
- 品質目標の改訂
- 上級経営陣への報告、品質マネジメントレビュー結果の共有化（効果的な水平展開）

文書番号	文書名	頁 ／ 全頁
＊＊＊－＊＊－＊＊	品質マネジメントレビュー手順書	6／6

（4）品質マネジメントレビュー事務局は品質マネジメントレビューの結果（指示事項含む）を報告書にまとめる。

（5）品質マネジメントレビューの結果については、工場長が上級経営陣に報告する。

7. 品質目標の策定と継続的改善の推進

工場長は、品質マネジメントレビューの結果、及び上級経営陣から示された改善指示（医薬品品質システムの改善、資源の配分・再配置等）に基づいて、次年度の品質目標を策定する。

工場内各部門は品質目標に基づいて、計画的に改善を推進する。

8. 手順書の改訂・廃止

本手順書の改訂・廃止は、別に定める「文書及び記録の管理手順書」によること。

「サイトマスターファイル」

文書番号	＊＊＊－＊＊－＊＊

制定日　　第 1 版　　　2018 年 11 月 10 日

〇〇製薬

作成上の注意
以下は記載事例及び書き方を示したものであり、各製造所において該当することを記載してください。

文書番号	文書名	頁 ／ 全頁
＊－＊＊＊－＊＊	サイトマスターファイル	1／12

「サイトマスターファイル」 制定・改訂履歴		文書番号　＊＊＊－＊＊－＊＊			
制定・改訂 年月日	制定・改訂内容	作成	確認	確認	承認
2018.11.10	初版制定				

文書番号	文書名	頁 ／ 全頁
＊－＊＊＊－＊＊	サイトマスターファイル	2／12

配付管理表		文書番号	＊＊＊－＊＊－＊＊
配　付　先	配付管理番号	配付年月日	旧版の処理状況

文書番号	文書名	頁 ／ 全頁
＊－＊＊＊－＊＊	サイトマスターファイル	3／12

目次

1. 製造所に関する一般情報
    1.1 製造所との連絡情報
    1.2 当該製造所の行政当局により認可された医薬品製造活動
    1.3 当該製造所で行われている他の製造活動

2. 製造所における品質マネジメントシステム
    2.1 当該製造所の品質マネジメントシステムの記述
    2.2 最終製品の出荷手順
    2.3 供給業者及び委託業者のマネジメント
    2.4 品質リスクマネジメント
    2.5 製品品質レビュー

3. 職員

4. 施設及び機器
    4.1 施設
    4.2 機器

5. 文書化

6. 製造
    6.1 製品の種類
    6.2 プロセスバリデーション
    6.3 原材料管理及び倉庫管理

7. 品質管理

8. 配送、苦情処理、製品欠陥及び回収
    8.1 配送
    8.2 苦情処理、製品欠陥及び回収

9. 自己点検

文書番号	文書名	頁 ／ 全頁
＊－＊＊＊－＊＊	サイトマスターファイル	4／12

Appendix List

以下を本書の付属書として巻末に添付する。

Appendix 1　有効な製造承認書の写し

Appendix 2　製造している剤形のリスト
（これには使用剤形について、使用した原薬の国際一般名、名称を含む。）

Appendix 3　有効な GMP 証明書のコピー

Appendix 4　委託の製造会社及びラボ受託業者のリスト
（これには名称と連絡先及びそれら外部委託活動についての供給チェーンのフローチャートを含める。）

Appendix 5　組織図

Appendix 6　製造区域のレイアウト図
（これには、原材料と人の動線図、各製品の種類(剤)の製造プロセスの一般的な流れ図を含める。）

Appendix 7　製薬用水システムの説明図

Appendix 8　使用する主要な製造及びラボ機器のリスト

文書番号	文書名	頁 ／ 全頁
＊－＊＊＊－＊＊	サイトマスターファイル	5／12

1. 製造者に関する一般情報（GENERAL INFORMATION ON THE MANUFACTURER）

1.1 製造業者（Contact information on the manufacturer）

(1) 名称及び住所

本社機能を有する会社名称

本社の所在地住所

(2) 製造所名称及び住所

製造所名称

製造所の所在地住所

(3) 24 時間連絡可能な電話番号と対応者氏名

電話番号

氏名

(4) 当該製造所を識別する数字

当該製造所を識別する番号があれば記述する。

1.2 当該製造所の行政当局により認可された医薬品製造活動

（Authorised Pharmaceutical Manufacturing activities of the site.）

(1) 医薬品製造業許可証／ 許可番号（写し）、有効期限

〔Appendix 1　有効な製造業許可証の写し〕

(2) 関係する「行政当局」が承認した製造、輸入、輸出、物流及び他の活動の簡略な記載。

外国政府当局が承認した剤形／活動のそれぞれについての記載を含む;この項は、製造（業）許可証が発行されない場合が該当する。

(3) 前(1)の事項又は、Eudra GMP データベースに記載されていない場合は、当該製造所で現在製造している全ての製品の種類を一覧表にして示す。

〔Appendix 2　製造しているすべての製品のリスト〕

(4) 査察履歴

① 過去 5 年間以内の行政当局による GMP 査察のリスト

過去 5 年間の行政当局による GMP 査察実績を一覧表に示す。

査察を行った行政当局の名称／ 国名及び日付を含む。

② 現在の GMP 適合性証明書の写し、あるいは、もし可能であれば、Eudra GMP データベースへの参照先を含めること。

〔Appendix 3　有効な GMP 証明書のコピー〕

文書番号	文書名	頁 ／ 全頁
＊－＊＊＊－＊＊	サイトマスターファイル	6／12

1.3 当該製造所で行われている他の製造活動。（Any other manufacturing activities carried out the site）

　　当該製造所で行われている医薬品以外の製造活動があれば記述する。

2. 製造所における品質マネジメントシステム

　（QUALITY　MANAGEMENT　SYSTEM　OF　THE　MANUFACTURER）

　2.1 当該製造所の品質マネジメントシステム（The quality management system of the manufacturer）

　　(1) 自社の品質マネジメントシステムを簡潔に記述する。及び記述した基準の参照先も記載する。

　　(2) 品質システムの維持に関連する責任体制。GMP 組織図を示し、役割と責任を記載する。これには上級経営陣を含める。

　　(3) 製造所が正式認可を受けかつ認定されている活動（例えば、ISO 活動）についての情報を記載する。これには認定された日付と内容、及び認定している団体の名称を含める。

　2.2. 最終製品の出荷手順（Release procedure of finished products）

　　(1) バッチの適合性評価及び出荷手順に責任を有する出荷判定者（オーソライズドパーソン）の適格性評価要求の詳細な記述。例えば、出荷判定者の適格性評価（例；氏名、年齢、資格、勤続年数、最終学歴等）の文書を示す。

　　(2) バッチの適合性認定及び出荷手順の一般的な記述。

　　(3) 最終製品の隔離や出荷における及び販売承認書の遵守評価における出荷判定者の役割。出荷判定者の役割と責任等について手順書等に規定されていればそれを示す。

　　(4) 複数の出荷判定者が関わる場合に出荷判定者間の取決めを記載。複数の出荷判定者が関わる場合には、GMP 組織図及び手順書等に規定した内容を示す。（単数である場合は"なし"と記述する。）

　　(5) 管理戦略として PAT やリアルタイムリリース又はパラメトリックリリースを使用するかどうかの記述。PAT やリアルタイムリリース又はパラメトリックリリースを設定している場合にはその内容を示す。製品標準書に記載している場合は、それを示す。

文書番号	文書名	頁 ／ 全頁
＊－＊＊＊－＊＊	サイトマスターファイル	7／12

2.3 供給業者及び委託業者のマネジメント（Management of suppliers and contractors）

(1) 供給チェーンの体系 ／ 知識、及び外部監査プログラムの簡潔な記述。

原料等の供給者管理を規定した全ての手順書等（例えば、ベンダーオーディット実施手順書等）で説明する。

(2) 委託先、原薬製造業者、及び重要原料供給者の適格性評価のシステムの簡潔な記述。

適格性評価システム図（取り決め書を含む）を示す。

全ての委託先、原薬製造業者及び重要原料供給者等を記載した一覧表を示す。手順書等（例えば、ベンダーオーディット実施手順書等）にまとめてあればそれを示す。

(3) 製造した製品が TSE（伝達性海綿状脳症：BSE の正式名称）ガイドラインに適合していることを確実にするためにとられている方策。該当する場合は、記述する。

(4) 医薬品、バルク製品（すなわち未梱包の錠剤）、原薬あるいは添加剤が偽造との疑いが持たれた場合に、あるいは偽造であると特定された場合にとるべき方策を定めた手順書を示す。

例えば、回収処理手順書が該当するのであればそれを示す。

(5) 製造及び分析に関して、外部の科学的、分析的あるいは他の技術的援助の使用。

委託の製造会社及びラボ受託業者のリスト。これには名称と連絡先及びそれら外部委託活動についての供給チェーンのフローチャートを含める。

〔Appendix 4　委託の製造会社及びラボ受託業者のリスト〕

（これには名称と連絡先及びそれら外部委託活動についての供給チェーンのフローチャートを含める。）

(6) 委託している製造業社及びラボのリスト。これには外部委託製造についての住所と連絡先及び供給チェーンのフローチャート及び品質管理の活動を含むこと。

（例）・無菌操作法のプロセッシングの一次包装資材の滅菌。

　　　・原材料などの試験等。

〔Appendix 4　委託している製造会社及びラボ受託業者のリスト〕

（これには委託している企業名と住所、連絡先（連絡責任者）取り決め書の有無、委託作業内容及び原料等の供給者管理の手順書名等を含める。）

(7) 販売承認書の遵守に関して委託者と受託者の間の責任分担に関しての簡潔な概要（2.2 に無い場合）取り決め書に責任分担を規定していればそれを示す。

〔Appendix 4 の文書に含まれていればそれを示す〕

文書番号	文書名	頁 ／ 全頁
＊－＊＊＊－＊＊	サイトマスターファイル	8／12

2.4 品質リスクマネジメント（Quality Risk Management「QRM」）

(1) QRMの方法論の簡潔な記述

QRMの適用範囲。企業全体レベルと製造所が行うレベル活動の簡潔な記述。

品質リスクマネジメントに係る手順書を示す。

この手順書には、適用範囲、QRM活動の内容が記載されていること及び実施例の一覧を示す。

2.5 製品品質レビュー（Product Quality Reviews 「PQR」）

(1) 使用している方法論の簡潔な記述

製品品質の照査に係る手順書を示す。この手順書には、実施方法とその評価する項目内容が規定されていること。

当該年度の製品品質照査報告書を示すこと。この文書は経営者の確認が終了し、コミットされていること。

3. 職員(PERSONNEL)

(1) Appendix 5に品質マネジメント、製造及び品質管理の位置 ／ 名称を示す組織図を記載する。これには上級経営陣及びオーソライズドパーソン／クォリファイドパーソン（Authorised Persons ／Qualified Persons）を含む。

〔Appendix 5 組織図〕に、会社における職務体系図（肩書を含む組織図）及び【GMP組織図】が記載され、これには所属する職員数を記載する。

位置付けについては、品質マネジメントに関する手順書を示す。

(2) 品質マネジメント、製造、品質管理、保管及び配送のそれぞれに従事する従業員数。

4. 施設及び機器（PREMISES AND EQUIPMENT）

4.1 施設（Premises）

(1) 製造所の簡単な記述；敷地の大きさ及び建物のリスト

工場の敷地面積、建物のリスト及び配置図を示す（面積を含む）。

これには建物の建築年数を記載すること。

(2) 製造区域の平面図あるいは略図。

スケール（目盛）が入った製造区域の簡単な平面図あるいは略図を示す。

(3) 製造区域のレイアウト、動線図

それらには各部屋での清浄度のグレード、周辺区域との差圧を示し、そして、それらの部屋での製造作業（例えば、配合、造粒、充てん、保管、包装）を表示すること。

〔Appendix 6 製造区域のレイアウト、動線図〕を示す。これには、各部屋の製造作業名、環境清浄度及び室間差圧を含むこと。

文書番号	文書名	頁／全頁
＊－＊＊＊－＊＊	サイトマスターファイル	9／12

(4) 倉庫及び保管区域のレイアウト図

　この図には、もし該当するならば特有な保管条件、例えば、高度に毒性を有する物質、危険を有する物質、感作性物質などの保管と取扱いに関する特別な区域に関しての記述、特有な保管条件を入れること。

　また、この図面には、環境清浄度及び室間差圧を含むこと。

4.1.1　空調（HVAC）システムの簡潔な記述（Brief description of heating, ventilation and air Conditioning systems）

　空気の供給、温度、湿度、差圧と換気回数、空気の再循環(%)方針を規定するための原則が記載されていること。

　空調システムに関する手順書等（設備関係、DQ, IQ,OQ,PQ等）に記載してあればそれを示す。

　この手順書には、空気の供給、温度、湿度、差圧と換気回数、空気の再循環(%)方針等を記述してあること。

4.1.2　製薬用水システムの簡潔な記述（Brief description of water systems）

　製薬用水の品質についての基準（公的規格）を記載する。

　〔Appendix 7：使用している製薬用水の説明〕

　名称（例えば、精製水なのか等）、プロセスフロー図を使用して製薬用水システムを説明する。プロセスフロー図には、サンプリング部位、電導度やTOCの測定箇所、試験項目（微生物を含む。）等が記述されていること。製薬用水システムの解説を加える。

4.1.3 他の関連するユーティリティの簡単な記述

（Brief description of other relevant utilities.）

　例えば、使用している蒸気、圧縮空気、窒素等のユーティリティの簡潔な説明。

　ユーティリティに関する手順書を示す。

　特に製品及び設備等に接触するガス（圧縮空気、窒素等）は、油分及び微粒子について問題がないことを示すデータが必要であり、これには、フロー図を含むこと。

4.2 機器（Equipment）

4.2.1 主要な製造とラボ用の機器（特定した重要部品を含む）のリスト化。

（List of the major production and control laboratory equipment ）

　〔Appendix 8：製造と試験に使用している設備及び機器類のリストを示す。〕

　反応器等は、容量・材質を含むこと。P&ID（配管計装図）を準備しておくと有用である。

文書番号	文書名	頁／全頁
＊－＊＊＊－＊＊	サイトマスターファイル	10／12

4.2.2 クリーニング及びサニテーション（Cleaning and sanitation）

　　製品接触面のクリーニング及びサニテーションの簡潔な記述。

　　人の手によるクリーニングか自動洗浄（CIP）であるのかを説明する。

　　洗浄バリデーション手順書及び清掃手順書を示すこと。これには作業服のクリーニングに関する記録を含むこと。

4.2.3 GMP上の重要なコンピュータ・システム（GMP critical computerised systems）

　　GMP上の重要なコンピュータ・システムの記述。

　　工場で使用するコンピュータ化システムに関するシステム台帳を示す。

　　システム台帳には、該当する重要なコンピュータ・システムであることを示す記述があること。

　　重要なコンピュータ・システムに関するバリデーション報告書を備える。

5. 文書化（DOCUMENTATION）

（1）文書化システムについての記述。（すなわち、電子的か、人の手によるか）

　　文書体系を示す。

　　文書化に関して記述した手順書を示す。

　　手順書には電子的か、人の手によるかを含んでいること。

（2）文書類及び記録類は、製造所外に保管あるいはアーカイブする場合（該当する場合は、市販後医薬品安全性監視のデータを含む。）は、次の事項をリスト化する。

　　・文書／記録の種類

　　・保管場所の名称及び住所

　　・その製造所外のアーカイブから文書を製造所に戻すまでに必要とされる推定時間。

　　文書類及び記録類を当該製造所で保管している場合は、鍵がかかる場所及びその運用方法を記載した手順書名を記述すること。

　　文書類及び記録類を製造所外に保管あるいはアーカイブしている場合は、以下を記述すること。

　　① それを規定した手順書

　　② 該当する文書類及び記録類のリストを示すこと。

　　③ 手順書又はリストには、「文書／記録の種類」、「保管場所の名称及び住所」並びに「その製造所外のアーカイブから文書を製造所に戻すまでに必要とされる推定時間」などが記述されていること。

文書番号	文書名	頁 ／ 全頁
＊－＊＊＊－＊＊	サイトマスターファイル	11／12

6. 製造（PRODUCTION）

6.1 製品の種類（Type of products）

〔Appendix 1（有効な製造承認書の写し）及びAppendix 2（製造している剤形のリスト）が参照できるようにすること〕

(1) 製造所で製造する人用及び動物用医薬品の両方についての記述
製造所で製造する全ての人用及び動物用医薬品の製品リストを示す。

(2) 取扱われる毒性の高い或いは危険性の高い物質についての記述（例えば、薬理活性の高い物質及び／あるいは感作性を有する物質）。
毒性、危険性及び薬理活性の高い物質並びに感作性を有する物質を取扱っている場合は、その製品リストを示す。

(3) 専用設備又は、該当する場合は共用設備で製造する製品の種類。
製品リストに専用設備又は、共用設備で製造するかの分類を記述する。

(4) もし該当するならば、Process Analytical Technology(PAT)を適用していることの記述。
PATを適用している場合は、製品標準書を示すこと。又、その運用方法に関する内容が記述されている手順書を示すこと。

6.2 プロセスバリデーション（Process validation）

(1) プロセスバリデーションについての全体的な方針についての簡潔な記述。
プロセスバリデーションに関して総論的に記述した手順書を示す。

(2) 再加工又は再処理に関しての方針
再加工及び／又は再処理に関する方針を記述した手順書を示す。
個々には、再加工の実施に係る手順書、再処理の実施に係る手順書も準備する。

6.3 原材料管理及び倉庫管理（Material management and warehousing）

(1) 出発原料、包装材料、バルク及び最終製品の取扱いに関しての取決め。
これには、サンプリング、隔離、出荷及び保管を含める。
出発原料、包装材料、バルク及び最終製品の取扱いを記述した手順書。又、これらに関しての取決め書。
なお、手順書にはサンプリング、隔離、出荷及び保管の記述が含まれること。

(2) 不合格の原料及び製品の取扱いに関しての取決め。
不合格になった原料及び製品の取扱い方を記述した手順書。

文書番号	文書名	頁 ／ 全頁
＊－＊＊＊－＊＊	サイトマスターファイル	12／12

7. 品質管理（QUALITY CONTROL [QC]）

　物理的、化学的、及び微生物学的・生物学的試験に関して製造所で行われる品質管理活動の記述。当該製造所で行われる品質管理活動を記述した品質管理基準書及び詳細な手順書。

8. 配送、苦情処理、製品欠陥及び回収

（DISTRIBUTION, COMPLAINTS, PRODUCT DEFECTS AND RECALLS）

8.1 配送（Distribution [to the part under the responsibility of the manufacturer]）

　(1) 当該製造所から製品を出荷する先の企業のタイプと場所（EU／EEA, USA等）。
　　　当該製造所から製品出荷先の企業のライセンスのタイプ及び出荷場所を記述したリスト

　(2) 当該製造企業からの医薬品を受領する各消費者／受領者が法的な資格を有することを確認するために使用するシステムの記述。
　　　医薬品を受領する各消費者／受領者との間で契約した取り決め書。
　　　これを定めることを記述した手順書。

　(3) 例えば、温度モニタリング管理のように運送中に適正な環境条件であったことを確認するために使用するシステムの簡潔な記述。
　　　適正な環境条件で運送することを記述した手順書。
　　　文書化された適正な環境記録（例えば、温度モニタリング記録等）。

　(4) 製品のトレーサビリティを維持するような製品の配送と方法の取決め。
　　　流通業者と取り交わした取り決め書（契約書）とトレーサビリティに記録。

　(5) 製造業者の製品が不法な流通チェーンに入ることを防ぐために採られている方策
　　　流通業者と取り交わした取り決め書（契約書）。

8.2 苦情処理、製品欠陥及び回収（Complaints, product defects and recalls）

　　苦情、製品欠陥及び回収の取扱いに関するシステムの簡潔な記述。
　　苦情、欠陥製品及び回収の取扱い（システム）を記述した手順書。

9. 自己点検（SELF INSPECTIONS）

　自己点検システムの簡潔な記述。計画した自己点検中に、実際の準備中に、そしてフォローアップ活動中に、カバーする分野の選定をするために使用する判断基準に焦点を合わせる。

　GMP省令に基づく自己点検システムを記述した手順書。これには自己点検を実施するに際しての運用方法が記述されていること及び当該年度の自己点検報告書とそのCAPAの状況。

作業手順書

「構造設備の保守に関する手順書」

文書番号	＊＊＊－＊＊－＊＊

制定日　　第 1 版　　　2018 年 11 月 10 日

○○製薬

文書番号	文書名	頁 ／ 全頁
＊－＊＊＊－＊＊	構造設備の保守に関する手順書	1／12

「構造設備の保守に関する手順書」 制定・改訂履歴		文書番号　＊＊＊－＊＊－＊＊			
制定・改訂 年月日	制定・改訂内容	作成	確認	確認	承認
2018.11.10	初版制定				

文書番号	文書名	頁 ／ 全頁
＊－＊＊＊－＊＊	構造設備の保守に関する手順書	2／12

配付管理表		文書番号	＊＊＊－＊＊－＊＊
配 付 先	配 付 管 理 番 号	配 付 年 月 日	旧版の処理状況

文書番号	文書名	頁 ／ 全頁
＊－＊＊＊－＊＊	構造設備の保守に関する手順書	3／12

目次

1. 目的

2. 適用範囲

3. 責任管理体制

4. 保守管理の実施方法

5. 記録の確認と保管

6. 附表

    表　設備管理台帳

    表　点検・整備チェックシート（例）

          PTP包装機　　（抜粋）

          空調設備　　　（抜粋）

          建物構造設備　（抜粋）

文書番号	文書名	頁 ／ 全頁
＊－＊＊＊－＊＊	構造設備の保守に関する手順書	4／12

1．目的
本手順書は、＊＊＊製薬株式会社（以下、医薬品製造所という）における建物及び製品製造のための装置・設備並びに試験検査のための機器が、所期の目的に適するよう保守管理することを目的として定める。

2．適用範囲
本手順は、医薬品GMP省令及びPIC/SのGMPガイドラインパート1に規定する構造設備の保守管理の一環として実施するものであり、医薬品製造所における建物及び製造と試験検査に係るすべての構造設備に適用する。

これら装置・設備に附帯する計測機器の校正及び注射用水や精製水などの製造用水設備並びに窒素や炭酸ガスなどのユーティリティ供給設備の保守・管理は別に定める手順書によるものとする。

3．責任管理体制
3.1 設備管理責任者の設置
　(1) 設備管理部門を製造部門と品質部門に置く。それぞれに(2)の責任者及びその下に担当者を置く。
　(2) 設備管理責任者をあらかじめ指定する。

3.2 設備管理責任者の責務
　　設備管理責任者は以下を実施する。
　(1) 設備管理台帳に登録されている構造設備について、定期的に計画的に点検・整備を行う。
　(2) 保全状況（点検、整備、突発故障など）を記録し、製造管理者に文書で報告する。
　(3) 定期的点検・整備を外部業者に委託する場合には、その計画書を作成し、委託業者を管理監督して点検・整備を適切に実施する。
　(4) 主要な点検・整備の記録は、別に定める**Log Book**に記録する。

4．保守管理の実施方法
4.1 保全の考え方
　　　設備の保全には、適切な周期で点検して機能の劣化傾向を把握し、製品品質や試験検査に影響を及ぼす前に整備等の対策を実施する、いわゆる予防保全を基本とする。

文書番号	文書名	頁 ／ 全頁
＊－＊＊＊－＊＊	構造設備の保守に関する手順書	5／12

4.2 保全管理台帳・点検・整備記録表の作成

　　機器ごとに、点検・整備状況を一括してわかるようにするため以下の管理台帳、記録表を作成する。

(1)　予防保全の対象となる設備・機器を設備管理台帳に登録する。

　　設備・機器の増設又は廃棄等の変更がある場合には、その都度、管理台帳に追加・削除して常に最新の管理台帳を維持管理する。設備管理台帳の様式例を表・1に示す。

(2)　機器別点検・整備記録表を作成し、機器ごとの点検・整備の結果を記録する。

(3)　点検・整備を外部業者に委託する場合には、その計画書を作成し、点検・整備の実施結果を報告文書で受け、その概要を機器別点検・整備記録表に転記する。報告書は別途保管する。

4.3 点検・整備の実施手順

(1)　設備管理台帳に登録されたすべての設備・機器ごとに、点検・整備チェックシートを作成し、これにより点検・整備をする。

(2)　点検・整備チェックシートは、設備・機器ごとに、点検個所、検査項目、検査方法、標準数値、対策などを規定したもので、その例を表・2に示す。点検の結果から、必要に応じて整備をする。

(3)　点検・整備チェックシートは、表・2に倣って、すべての対象機器について作成・制定する。

(4)　点検・整備チェックシートに記載しきれない規模の大きい点検・整備についてはその都度、点検・整備要領書を作成する。

4.4 計器の校正

　　製造や試験検査に付帯する計測機器の校正も設備管理の一環として実施するが、計器の校正は、目視点検だけでなく、特殊な標準器や標準試料を用いて実施する場合が多いこと及び校正周期を的確に定め実施する必要があるので、別に定める「計測機器の校正手順書」により実施するものとする。

4.5 ログブック（Log Book）への点検・整備結果の記録

　　ログブックは施設、設備・機器ごとに使用履歴や運転、洗浄・除染、品種切り替え作業従事者などの履歴を残すことで、チェンジオーバー時の交叉汚染の防止や取り違いの防止を図ることを目的とするものであるが、このログブックに当該設備・機器の点検・整備の結果を記録することで、機器の劣化傾向を読み取ることができる。

また、次回のシャットダウンで何を整備するか、どの部品を交換するかの計画を立て、

文書番号	文書名	頁／全頁
＊－＊＊＊－＊＊	構造設備の保守に関する手順書	6／12

生産計画に支障を与えない、経済的な予防保全ができる。

なお、ログブックの運用については、別に定める「ログブックの管理手順書」によるものとする。

5．記録の確認と保管

5.1 確認

保全管理台帳・点検・整備記録表、ログブックは確認期間を定めて傾向などを確認し、経済的な予防保全計画を立てる。

その確認結果を品質保証部及び関連部門長に報告する。

5.2 保管

設備管理責任者が保管する。

6．附表

表・1　設備管理台帳（例）

表・2　点検・整備チェックシート（例）

2－1 PTP 包装機　　（抜粋）

2－2　空調設備　　（抜粋）

2－3　建物構造設備　（抜粋）

文書番号	文書名	頁 ／ 全頁
＊－＊＊＊－＊＊	構造設備の保守に関する手順書	7／12

（表・1）設備管理台帳　　（様式例）

設置工場 場所	機器名	メーカー名	型式	製造番号	機械番号

（注）その機器・設備の能力、寸法、重量などを記載しておくことも有用である。

（作成・制定・改定時には、作成者、確認者、承認者の署名、制定・改訂年月日、文書管理No等を記載して管理すること）

文書番号 ＊－＊＊＊－＊＊ 文書名 構造設備の保守に関する手順書 頁／全頁 8/12

(表・2-1)

点検整備チェックシート（例） 『PTP包装機』 1/2（抜粋）

No.	周期	点検箇所	点検項目	点検方法	標準数値	点検結果	点検年月日	実施者
1	1ヶ月	成型装置の駆動カム	給油	カム外周に高荷重用グリスを手塗り	油切れ なし			
2		廃材カット装置	清掃 分解整備	可動刃駆動部に溜まったシート廃材を取除く カッター刃スライド面清掃後、汎用グリスを薄く手塗り	廃材残 なし 刃の汚れ なし 油切れ なし			
3		刻印受付台	分解整備	クッションゴムを点検し損傷時取替え 清掃後、摺動部に耐熱グリスを手塗り	異常音 なし			
4		シート打抜き・取出し	目視	キスカップに異常摩耗・破れのないことをみる	摩耗・破れ なし			
5		シート打抜き装置	清掃・給油	内刃、外刃周辺のシート・カット屑を清掃 駆動用連結部周辺を清掃後清掃グリスを手塗り	カット屑、摩耗・汚れ なし			
6		成形送りロール駆動部	給油	駆動用平歯車3個に高荷重用グリスを塗布	油切れ なし			
7	3ヶ月	ミシン目・刻印装置駆動部	給油	1回転（ピンクラッチ）にスプレーグリス(VG)を給油	グリス切れ なし			
8		打抜き装置駆動部			グリス切れ なし			
9		シールローラー用スリップリング	清掃	ブラシおよびスリップリングの表面をアルコールを軽くつけた布で拭き掃除する	欠損・汚れ なし			
10		加熱板	清掃	取外してフィルムとの接触面をアルコール拭きする	付着物 なし			
				開閉用スライド軸部からの滴下グリスを拭き清掃する	グリス汚れ なし			

文書番号	文書名	頁／全頁
*-****-**	構造設備の保守に関する手順書	9/12

点検整備チェックシート（例）　『PTP包装機』 2/2（抜粋）

No.	周期	点検箇所	点検項目	点検方法	標準数値	点検結果	点検年月日	実施者
11	3カ月	加熱板駆動カム面	給油	取外し時に高荷重用グリスを手塗り	グリス切れ なし			
12		打抜き部真空メカバルブ	給油	カム面に汎用グリスを薄く手塗り	グリス切れ なし			
13		第1欠錠検出装置	蛍光灯取替え	蛍光灯（FL-10W）を取替える　取替え後、錠剤なしフィルムを通し状態でビデオモニター波形の中央付近とピーク（最下降点）の電圧をシンクロスコープで測定する	ピーク　-4.0～-5.0V			
14		成形プラグユニット	清掃・組立て	予備ユニットと交換。取外したユニットは分解整備して次回予備とする	プラグに傷、汚れなし			
15	6カ月	廃材カット装置	給油	リンク軸およびスライド軸に汎用グリス給脂	グリス切れ なし			
16		成形上下金型	隙間測定	金型開（max）状態で測定	20.0±0.5			
17		打抜き装置	給油	スライドベアリングにグリスカップルから汎用グリスを給脂	グリス切れ なし			
18		ミシン目・刻印装置		スライドベアリングにグリスカップルから汎用グリスを給脂（5箇所）	グリス切れ なし			
19		成型装置の駆動カム部		ローラーフォロア偏心ピンのグリスニップルから給脂	グリス切れ なし			

（以下、略）

（表・2-2）

文書番号	文書名	頁／全頁
＊－＊＊＊－＊－＊＊	構造設備の保守に関する手順書	10／12

点検整備チェックシート　（例）　　『空調設備』　点検整備チェックシート（12ヵ月ごと）

部位	点検項目	標準値・基準値を外れた時の対策	点検結果	点検年月日
① 本体	ケーシングの内面と外面に錆や腐食の発生がないか	錆落とし後塗装、または腐食部の更新修理		
② 本体	本体の保温材（断熱材）が脱落や片寄っていないか	保温材の脱落部の補修		
③ 配管	配管保温材（断熱材）が脱落や片寄っていないか	保温材の脱落部の補修		
④ 配管支持金物	支持ボルトの緩みがないか、配管が垂れ下がってないか	ボルト増し締め、配管支持の修正		
⑤ ダクト	ダクト保温材（断熱材）が脱落や片寄っていないか	保温材の脱落部の補修		
⑥ ダクト支持金物	支持ボルトの緩みがないか、ダクトが垂れ下がってないか	ボルト増し締め、ダクト支持の修正		
⑦ 冷却コイル	フィンの腐食・目詰まりがないか	錆落とし、フィン目詰まりの除去		
⑧ 加熱コイル	フィンの腐食・目詰まりがないか	錆落とし、フィン目詰まりの除去		
⑨ 送風機羽根車	羽根に塵埃が付着・固着がないか	羽根の清掃、塗装		
⑩ 送風機軸受け	運転中（回転中）軸受け部で異音がないか、異常振動がないか	軸受けの交換		
⑪ 送風機Vベルト	Vベルトに緩み、亀裂がないか	張り具合調節、Vベルト交換		
⑫ 送風機防振ゴム	送風機が異常振動してないか、異音がないか	防振ゴム交換		

（以下、略）

文書番号	文書名	頁／全頁
＊－＊＊＊－＊＊	構造設備の保守に関する手順書	11／12

（表・2－3)

点検整備チェックシート　（例）　『建物構造設備』1/2（6ヵ月ごと）

No	点検項目	点検結果	点検年月日
	〔外壁・屋外〕		
1	外壁のコンクリートに幅 0.3mm 以上の亀裂がないか。		
2	外壁 ALC 板に幅 0.3mm 以上の亀裂がないか。		
3	ALC 板の目地のコーキングの剥離がないか。		
4	外壁を貫通して建物内に入る配管や配線管周りの雨仕舞コーキングが剥離していないか。		
5	屋外に面した窓、出入口、建具周りのコーキングが剥離していないか。		
6	扉の戸当り部分に隙間がないか（パッキンが押さえ付けられた状態で扉に均一に接触しているか）		
7	戸当り部のパッキンに変形、亀裂がないか。		
	〔天井〕		
8	（天井裏に断熱材がある場合）、断熱材が破損、欠損していないか。		
9	断熱材が濡れて断熱効果が劣化している部分がないか。		
10	天井吊材（吊ボルト、ハンガー）に緩み、外れはないか。		
11	天井板の垂れ下がりはないか。		
12	天井板に破損個所や幅 0.3mm 以上の亀裂がないか。		
13	天井板継ぎ目のコーキングの収縮による亀裂や外れがないか。		
14	天井の塗膜の剥離はないか。		
15	天井点検口がある場合、周辺に空気が流通する隙間がないか。（スモークテスト）		
	〔内壁（外壁の内側）〕		
16	亀裂（幅 0.3mm 以上）や損傷個所はないか。		

120

文書番号	文書名	頁 ／ 全頁
＊－＊＊＊－＊＊	構造設備の保守に関する手順書	12／12

（表・2－3）

点検整備チェックシート　（例）　『建物構造設備』　2/2（6ヵ月ごと）

No	点検項目	点検結果	点検年月日
17	塗膜の剥離、変色はないか。		
18	雨漏りの跡はないか。		
	〔窓、扉、ガラリ〕		
19	開閉操作ができるものは容易に動くか。		
20	建具に付属している金物は、外れや緩みがないか。		
21	破損、損傷はないか。		
22	鉄部の錆び、塗膜の剥離はないか。建具（窓、扉、ガラリ）周りのコーキングの剥離、亀裂はないか。		
23	エアタイト扉のゴムパッキンの劣化、剥離はないか。		
	〔間仕切り〕		
24	間仕切り材に亀裂（幅 0.3mm 以上）や損傷個所はないか。		
25	コーキングの剥離、亀裂はないか。		
26	鉄部の錆び、塗膜の剥離はないか。		
27	貫通して室内に入る配管や配線管周りのコーキングに隙間や剥離がないか。		
	〔床〕		
28	床材に亀裂、剥離、浮き、損傷がないか。		
29	床面に水溜まりがないか。		
30	当室に床排水が有る場合の排水が正常にできているか。		
31	床を貫通する配管がある場合、配管周りのコーキングに隙間や剥離がないか。		

作業手順書

「交叉汚染の防止に関する手順書」

文書番号	＊＊＊－＊＊－＊＊

制定日　　第1版　　　2018 年 11 月 10 日

〇〇製薬

文書番号	文書名	頁 ／ 全頁
＊－＊＊＊－＊＊	交叉汚染の防止に関する手順書	1／9

「交叉汚染の防止に関する手順書」 制定・改訂履歴		文書番号　＊＊＊－＊＊－＊＊			
制定・改訂 年月日	制定・改訂内容	作成	確認	確認	承認
2018.11.10	初版制定				

文書番号	文書名	頁 ／ 全頁
＊－＊＊＊－＊＊	交叉汚染の防止に関する手順書	2／9

配付管理表		文書番号	＊＊＊－＊＊－＊＊
配　付　先	配付管理番号	配付年月日	旧版の処理状況

文書番号	文書名	頁 ／ 全頁
＊－＊＊＊－＊＊	交叉汚染の防止に関する手順書	3／9

目次

1. 目的

2. 適用範囲

3. 責任管理体制

4. 点検チェックシート

5. ログブックへの記録

6. 逸脱処理

7. 変更管理

8. 手順書の改訂・廃止

文書番号	文書名	頁／全頁
＊－＊＊＊－＊＊	交叉汚染の防止に関する手順書	4／9

1. 目的

　本手順書は、＊＊＊製薬株式会社＊＊製造所における原料資材の受入れから製造、保管及び試験検査のすべての工程での交叉汚染を防止すること及び交叉汚染の原因ともなり得る混同、手違いを防止することを目的として定めるものである。

2. 適用範囲

　交叉汚染及び混同、手違いを防止する対策として、構造設備面で対策がなされているが、実際にはどの工程やどのタイミングで起こりやすいかはなかなか特定できるものではない。

　このため、＊＊製造所における原料・資材の取扱いから製造、保管、出荷までのすべての構造設備と物品の取扱い及び工程を本手順書の適用範囲とする。

3. 責任管理体制

3.1 管理責任者の設置

　(1) 交叉汚染の防止を担当・管理する責任者を置き、その下に製造部門及び品質部門からそれぞれ担当者を一名置く。

　(2) これら責任者、担当者をあらかじめ指定する。

3.2 管理責任者の責務

　交叉汚染防止責任者は以下を実施する。

　(1) 交叉汚染が起こり得る状況にないかをチェックする点検チェックシート（4.項参照）を作成・制定する。

　(2) これにより、構造設備及び工程での作業について、交叉汚染や混同、手違いのリスクを伴う状況にないかを点検する。

　(3) その点検の結果、対策が必要な場合にはその対策計画を立て、報告書として品質保証責任者に報告し、製造管理者の承認を受ける。

4. 点検チェックシート

　構造設備及び工程の交叉汚染を起こす可能性がないか、混同・手違いを起こす工程や手順がないかを自己点検するチェックシートを制定し、これによって適当な周期で（あらかじめ、設定する）点検を実施する。

　以下に、工程ごとの点検チェック項目例を示す。（以下は、PIC/SのGMPガイドラインから交叉汚染及び混同、手違いを防止するためのチェック項目の例として抜粋したものであり、自社の構造設備、製造・保管工程に適した点検チェック項目を設定して点検を実施されたい）

文書番号	文書名	頁 ／ 全頁
＊－＊＊＊－＊＊	交叉汚染の防止に関する手順書	5／9

4.1 構造設備面のチェック

(1) 原料、中間製品、製品をある区域から別の区域へ配管及び他の装置類で搬送する装置は、正しい方法で接続されていることを保証する構造、手法になっていること。

(2) メンテナンスおよび洗浄中の施設および設備が、交叉汚染を起こすリスクを最小限に抑えるような設計がなされていること。

(3) 原料、製品の装置間輸送は「クローズドシステム」であること。

(4) 設備・機器の専用化が考慮された設計であるか。（設備の専用化、製品等の接触部分の専用化、または洗浄困難な選択された部品の専用化、メンテナンスに用いる道具の専用化など）

(5) 指定された区域内で潜在的な浮遊汚染物質を閉じ込めるためのエアロックと封じ込めのための室間差圧が有効に機能していること。

(6) 一般的な洗浄エリアと装置類の洗浄エリア、乾燥エリアおよび保管エリアの各々の場所が分離されていること。

4.2 原材料及び中間製品・製品の取扱い工程

(1) 出発原料の供給者の監査が定期的に行われていること。可能であれば、出発原料は、出発原料の製造元から直接購入していること。

(2) 出発原料の適切な製造実施と良好な流通実施の要件を満たしていることを確認するために監査を実施すること。

(3) すべての原材料及び製品の取扱い（受入及び区分保管、検体採取、貯蔵、表示、払出し、加工、包装並びに配送等）は、文書化された手順書又は指図書に従って行い、記録すること。

(4) 入荷されたすべての原材料について、配送された物品が注文どおりであることを保証するために確認し、その情報を表示すること。外装や容器は、必要に応じて清掃して受け入れること。

(5) 容器の損傷のほか、原材料の品質に悪影響を及ぼす可能性のある事象があれば原因究明し、記録するとともに、品質管理部門に報告すること。

(6) 原材料及び最終製品は、受入又は工程の直後から、出庫又は出荷可否判定するまで、物理的な又は同等の管理法で区分保管すること。

(7) 1回の原料配送が異なるバッチで構成されている場合、或いは、同一バッチの原料が分納される場合の各バッチ・分納品は検体採取、試験及び可否判定について別個のものと見なすこと。

文書番号	文書名	頁 ／ 全頁
＊－＊＊＊－＊＊	交叉汚染の防止に関する手順書	6／9

4.3 製造工程

(1) 工程作業を開始する前に、当該作業区域及び装置が清浄であり、現行作業に不要な出発原料、製品、製品の残留物又は文書がないことを保証する段階を踏むこと。

(2) 異なる製品についての作業は、混同又は交叉汚染のリスクが皆無である場合を除き同じ作業室で同時に又は連続して行わないこと。

(3) 乾燥した原料や製品を扱う場合は、粉塵の発生や拡散を防ぐために設計された設備を用い、特別な注意を払う操作手順であること。（特に高活性又は高感作性物質の取り扱いに注意）

(4) 製造のすべての過程において、すべての原材料、バルクの容器、主要な装置及び作業室について、加工を受ける製品又は原材料は、その力価、品名及びバッチ番号の表示を行うこと。この表示には、製造工程の段階も掲げること。

(5) 容器、装置又は建物に適用するラベルは、明瞭かつ明解であり、企業が合意した書式であること（例えば、状態表示として、区分保管中、合格・不合格、洗浄済み・・・等を色分け）。

(6) 製品をある区域から別の区域へ搬送するため用いる配管及び他の装置類が正しい方法で接続されていることを保証するためチェックすること。

(7) 通常、非医薬品の生産は、医薬品の製造を目的とする区域や設備では避けるべきである。また、殺虫剤（医薬品製造に使用される場合を除く）及び除草剤のような工業毒物の生産・保管は、医薬製品の製造及び/又は保管に使用される区域と共用していないこと。

(8) 保管区域にある出発原料を、適切に表示すること。表示は、少なくとも以下の情報を含むこと。

・製品の指定された名称及び（該当する場合）社内の参照コード
・受入時に付与されたバッチ番号
・内容物の状態（例えば、区分保管中、試験中、合格・不合格）
・有効期限又はそれを越えるとリテストが必要となる日付

(9) 出発原料の各容器の内容物の同一性を確かめる適切な手順又は手段があること。検体が採取されたバルク容器は、特定されること。

(10) 品質管理部門によって合格判定された、有効期間内の出発原料のみを使用すること。

(11) 認可された出発原料製造業者からの部分的または完全な試験結果を利用することができるが、最低限、各バッチの同定試験を実施していること。

(12) 出発物質製造業者/供給業者が提供する分析証明書には、適切な資格と経験を有する指定された人が署名しているか。

(13) 出発原料は、書面による手順に従って指定された者によってのみ調合/調製され、正確な物質が、清浄で適切にラベルが貼付された容器に正確に計量されていること。

文書番号	文書名	頁 ／ 全頁
＊－＊＊＊－＊＊	交叉汚染の防止に関する手順書	7／9

(14) 調合／調製された各原料およびその質量または容量は、別々にチェックされ、記録されていること。

(15) 各バッチに調合／調製された中間製品は一緒に保管し、目立つように表示していること。

(16) 中間製品及びバルク製品を、適切な条件下で保管していること。

4.4 包材

(1) 一次包装材料及び印刷包装材料の供給者の監査が定期的におこなわれていること。

(2) 印刷された材料は、無許可立入を排除するよう適切に安全な状態で保管すること。
カットラベル及び他の離散しやすい印刷された材料は、混同を回避するよう別々の閉じた容器中で保管及び搬送すること。包装材料の払出しは、承認された手順書に従って、認定された人員のみが行うこと。

(3) 印刷された材料又は一次包装材料について、配送ごと又はバッチごとに、明確な参照番号又は識別記号を付すこと。

(4) 使用期限切れのラベル若しくは旧版となった一次包装材料又は印刷された包装材料は破壊・廃棄すること。この処分を記録すること。

4.5包装工程

(1) 包装作業において、物理的に隔離されていない限り、異なる製品を近接して包装していないこと。

(2) 包装作業を始める前に、作業区域、包装ライン、印字機及び他の装置が清浄であること、並びに以前使用された製品、原材料又は文書がないことを保証する段階を踏むこと。ラインクリアランスを適切に設けること。

(3) 取り扱われる製品の名称及びバッチ番号を、各包装作業場所又は包装ラインに掲示すること。

(4) 使用されるすべての製品及び包装材料を包装部門に搬送する際に、数量、同一性及び包装指図書との一致をチェックすること。

(5) 充てん用の容器は、充てん前に清浄であること。容器内にガラス片、金属粒子等の汚染物質が無いことを保証する手立てを講じること。

(6) 通常、充てん及び封かんに続いて、表示を可能な限り速やかに行うこと。そうでない場合は、混同又は誤った表示が起こり得ないことを保証する適切な手順を適用すること。

(7) 別個に又は包装の一環で行われる印字作業（例えば、コードナンバー、有効期限）が正しく実施されていることをチェックし、記録すること。手作業による印字には注意を払い、一定の間隔で再チェックすること。

文書番号	文書名	頁 ／ 全頁
＊－＊＊＊－＊＊	交叉汚染の防止に関する手順書	8／9

(8) カットラベルを使用する場合及び（バッチ番号、有効期限等の）刷り込み印刷がオフラインで行われる場合は、特別な注意を払うこと。ロール給紙ラベルは通常、混同の回避に役立ち、カットラベルより好ましい。

(9) 電子的コードリーダー、ラベルカウンター又は同様なデバイスは、正しく作動していることを保証するため、チェックすること。

(10) 工程で異常或いは限度外と評価された製品を工程に戻す場合は、特別な点検、原因究明及び認定された人員による承認がなされた後に限ること。この作業について、詳細な記録書を保管すること。

(11) 包装作業が完了次第、バッチコードが印字された包装材料で使用しなかったものは全て破壊・廃棄し、その記録を行うこと。コード印字のない印刷された材料を在庫に戻す場合は、手順書に従うこと。

4.6 最終製品

(1) 最終製品は、その最終的な出荷可否判定まで、製造業者が確立した条件下で区分保管すること。

(2) 合格判定された最終製品は、使用可能な状態の在庫として製造業者が確立した条件下で保管すること。

4.7 不合格原料の取扱い及び製品の回収

(1) 不合格判定された原材料及び製品は、その旨明確にマークを付し、制限区域に分けて保管すること。原料は供給業者に返品するか、適切に破壊又は廃棄すること。いずれの措置が講じられる場合も、認定された人員が承認し、記録すること。

(2) 製造業者の管理を離れ製品が市場から返品又は回収された場合、別に定める「回収処理手順書」に従い回収する。回収した製品を保管する場合においては、その製品を区分して一定期間保管した後、適切に処理すること。

(3) 回収の内容を記載した回収処理記録を作成し、保管するとともに、品質部門及び製造管理者に対して文書により報告すること。

5．ログブック（Log Book）への記録

　ログブックは施設、設備・機器ごとに使用履歴や運転、洗浄・除染、品種切り替え、作業従事者などの履歴を残すことで交叉汚染の防止や取り違えの防止を図ることを目的とするものである。

　特に、チェンジオーバー（品目切り替え）の時、残留物質で交叉汚染が発生した場合、いつ、何を扱ってどのような作業をしたか、洗浄や除染はどのようにしたか、がこのログブックで検証でき、CAPAに結びつけることが可能となる。

文書番号	文書名	頁 ／ 全頁
＊－＊＊＊－＊＊	交叉汚染の防止に関する手順書	9／9

よって、別に定める「ログブックの管理手順書」に従ってログブックの運用をすること。

6. 逸脱処理

　交叉汚染、混同、手違い等の逸脱が発生した場合、別に定める「逸脱処理手順書」に従い処理をすること。

7. 変更管理

　本手順書により交叉汚染の防止、混同・手違いの防止を行う過程で、製造手順等について、製品の品質に影響を及ぼすおそれのある変更を行う場合においては、あらかじめ指定した者に、別に定める「変更管理手順書」に基づき変更管理を行わせること。

　また、関連する職員に、適切に教育訓練を行うこと。

8. 手順書の改訂・廃止

　本手順書の改訂・廃止は、別に定める「文書及び記録の管理手順書」によること。

作業手順書

「回収に関する手順書」

| 文書番号 | ＊＊＊－＊＊－＊＊ |

制定日　　第 1 版　　2018 年 11 月 10 日

○○製薬

（一部引用）

厚生労働省医薬食品局長発「医薬品・医療機器等の回収について」の通知

厚生労働省医薬・生活衛生局長発「医薬品・医療機器等の回収について」

の一部改正について

大阪府薬務課「手順書モデル」

なお、行政庁への報告について、局長通知から「回収着手報告」及び「情報提供」、「海外への回収情報の発信」、「回収の状況報告」、「回収終了報告」などに関する事項の抜粋を末尾に添付しているので参考にされたい

文書番号	文書名	頁 ／ 全頁
＊－＊＊＊－＊＊	回収に関する手順書	1／15

「回収に関する手順書」 　制定・改訂履歴		文書番号　＊＊＊－＊＊－＊＊			
制定・改訂 年月日	制定・改訂内容	作成	確認	確認	承認
2018.11.10	初版制定				

文書番号	文書名	頁 ／ 全頁
＊－＊＊＊－＊＊	回収に関する手順書	2／15

配付管理表		文書番号	＊＊＊－＊＊－＊＊
配　付　先	配付管理番号	配付年月日	旧版の処理状況

文書番号	文書名	頁 ／ 全頁
＊－＊＊＊－＊＊	回収に関する手順書	3／15

目次

1. 目的
2. 適用の範囲
3. 管理体制（回収に係る組織等）
4. 回収に至るまでの手順と留意事項等
5. 回収の実務作業の流れ
6. 回収の実施
7. 行政への報告等
8. 回収の原因究明及び改善措置
9. 回収した製品の保管及び廃棄等処理
10. 手順書の改訂・廃止

　　様式例－1「回収指示書」
　　様式例－2「回収計画書」
　　様式例－3「回収処理記録」
　　様式例－4「調査指示書」
　　様式例－5「調査結果報告書」
　　様式例－6「改善指示書兼措置記録」

（別添資料）

回収に関する局長通知抜粋

　（これは、回収の手順書を作成・制定するにあたり、参考に資するため、先に発出された回収についての局長通知から行政庁への報告に関する部分の抜粋を末尾に添付しました）

文書番号	文書名	頁 ／ 全頁
＊－＊＊＊－＊＊	回収に関する手順書	4／15

1．目的

　　本手順書は、当社から市場に出荷された医薬品について、品質不良等の情報（以下、品質情報という。）を得た時の処理に関する手順を定めるものであり、回収に至るか又はそのおそれのある場合に当該製品の品質情報の収集と提供及び回収処理並びに原因究明や改善措置を速やかに行うことを目的とするものである。

2．適用の範囲

　2.1 本手順書の適用範囲

　　本手順書は、当社から市場へ出荷された製品で、GMP 省令（厚生労働省令第 179 号）の適用を受ける医薬品等の回収に適用される。

　　「医薬部外品」及び「化粧品」並びに「医療機器」、「再生医療等製品 GCTP 省令（厚生労働省令第 93 号）が適用されるもの）」、「再生医療等の安全性の確保等に関する法律及び同法律施行規則が適用される特定細胞加工物」の回収については、別に定めるそれぞれの回収に関する手順書によるものとする。

　2.2 回収に係る法的根拠

　　PIC/S GMP ガイドライン パート 1 第 8 章「苦情及び製品回収」には、販売承認取得者が一義的に製品回収を行うこととしている。我が国においてもライセンスホルダーである製造販売業者が主体となり回収を行うことになる。回収における医薬品製造販売業者（GQP 省令）と医薬品製造業者（GMP 省令）の大枠の役割分担を下表に示す。

業許可	根拠法令
医薬品製造販売業者	GQP 省令 (回収処理) 第十二条 医薬品の製造販売業者は、医薬品の回収を行うときは、品質管理業務手順書等に基づき、品質保証責任者に次に掲げる業務を行わせなければならない。 一 回収した医薬品を区分して一定期間保管した後、適正に処理すること。 二 回収の内容を記載した記録を作成し、総括製造販売責任者に対して文書により報告すること。
医薬品製造業者	GMP 省令 (回収処理) 第十七条 製造業者等は、製品の品質等に関する理由により回収が行われるときは、あらかじめ指定した者に、手順書等に基づき、次に掲げる業務を行わせなければならない。

（次ページに続く）

文書番号	文書名	頁 ／ 全頁
＊－＊＊＊－＊＊	回収に関する手順書	5／15

医薬品製造業者	一 回収した製品を保管する場合においては、その製品を区分して一定期間保管した後、適切に処理すること。 二 回収の内容を記載した回収処理記録を作成し、保管するとともに、品質部門及び製造管理者に対して文書により報告すること。ただし、当該回収に至った理由が当該製造所に起因するものでないことが明らかな場合においては、この限りでない。

なお、製品の品質不良等の原因が当該製造所に起因するものでないことが明らかな場合は、当該製造所を除外することが出来る。

3. 管理体制（回収に係る組織等）

3.1 総括製造販売責任者

総括製造販売責任者は、以下の理由等により回収を行うとき、品質保証責任者その他関連部署に「回収指示書（様式例－1）」により回収を指示する。

（1）改修の指示等

以下の理由により回収をするとき、総括製造販売責任者は品質保証責任者又は安全管理責任者から詳細な報告を受け、両部門を統括するとともに必要に応じて適切な指示を行う。

① 品質不良又はそのおそれが判明し、危害発生防止等のため、自主回収を決定した場合。

② 医薬品、医療機器等の品質、有効性及び安全性の確保等に関する法律（以下、医薬品医療機器等法という。）第70条第1項の規定により製品の市場回収を命じられた場合

③ 医薬品医療機器法その他法令に違反又はそのおそれが判明した場合

3.2 回収作業の責任者

総括製造販売責任者の指示による回収作業全般の責任者は、品質保証責任者とする。（当社では、品質保証責任者を回収責任者とする。）

4. 回収に至るまでの手順と留意事項等

回収処理の大きな流れは以下のとおりである。

（1）自主回収の決定

総括製造販売責任者が品質不良等の原因究明を行うとともに健康被害のリスクを予測して「企業としての製品回収（経営陣との合意)」を決定する。

文書番号	文書名	頁 ／ 全頁
＊－＊＊＊－＊＊	回収に関する手順書	6／15

（2）総括製造販売責任者が詳細な情報等を行政庁に報告して、回収のクラス分類、対象ロット及び回収方法等について、直ちに回収着手報告を提出する。（PMDA へのインターネット情報提供資料等を含む）。

（3）回収のクラス分類で、クラスⅠ、クラスⅡ（輸出している場合）は PIC/S との合意事項により、緊急回収通報の発信が必要となるため、緊急回収通報の原稿提出が求められる。この海外への回収情報の発信に係る文書を提出し、内容について行政庁と合意する。

（4）一方、国内では併せて、回収製品の医薬品製造業者への具体的な指示を行う。

　これら（2）、（3）、（4）は、ほぼ同時進行で実施することになる。

（5）製造販売業者として、自ら行うべき範囲の回収業務及び関係する製造業者に依頼する出荷停止や当該ロットの識別保留など具体的な回収作業を実施する。

（6）適宜、行政庁に自主回収についての進捗状況を報告する。

（7）回収した製品について、必要に応じて行政庁と合意した上で廃棄等処理を行う。

（8）回収が終了すれば、行政庁への報告及び社内での報告、文書類の整理を行う。

（9）是正／予防措置（CAPA）、変更管理、教育訓練等を実施する。

5．回収の実務作業の流れ

5.1 回収作業計画の立案

（1）品質保証責任者は営業部門等回収関連部署への依頼・指示を含めた回収作業計画の立案を行い「回収計画書（様式例－2）」を作成して、総括製造販売責任者に報告し、承認を得る。

（2）回収計画書の作成に当たっては、市場からの迅速かつ混乱のないよう回収を行うため、以下①～③の項目について検討して作成する。

　　①　回収クラス分類の決定

　　　回収を行う際は、医療機関等への情報提供に資するため、厚生労働省医薬生活衛生局長通知（一部改正：平成30年2月8日薬生発0208第1号）を参照し、当該製品によりもたらされる健康への危険性の程度に基づき、クラス分類を行うこと。

　　　・クラスⅠ：重篤な健康被害または死亡の原因となり得る状況

　　　・クラスⅡ：一時的な若しくは医学的に治癒可能な健康被害の原因となる可能性があるか、または重篤な健康被害のおそれはまず考えられない状況

　　　・クラスⅢ：健康被害の原因となるとはまず考えられない状況

　　　なお、回収にあたっては、基本的にクラスⅡに該当するものと考え、健康被害発生の原因とはまずは考えられない積極的な理由があればクラスⅢに、クラスⅡよりもさらに重篤な健康被害発生のおそれがある場合にはクラスⅠと判断すること。

　　　（最終的には所管する都道府県を通じて国との合意が必要である）

文書番号	文書名	頁 ／ 全頁
＊－＊＊＊－＊＊	回収に関する手順書	7／15

 ② 回収範囲の特定

  発生した不良の原因等の調査結果に基づき、例えば次の分類を参考として回収の範囲を決定する。

  ・当該ロットの中に同一の不良が発生する可能性がある場合

   →当該ロット

  ・同一の不良が他のロットにも発生する可能性がある場合

   →該当するロット

  ・同一の不良が当該製品の全ロットに発生する可能性がある場合

   →当該製品の全ロット

  ・同一の不良が他の製品にも発生する可能性がある場合

   →該当する全製品

   （この場合、同製剤の安定供給にも配慮し、代替品等の状況も提示出来るようにすること）

 ③ 回収作業予定の検討

  ・回収先の特定(医療機関、販売業者等)

  ・回収実施者 （各営業担当者等）

  ・回収期間(回収開始日、回収終了予定日)

  ・回収方法 （訪問回収、郵送による回収等）

  ・代替品の要否

  ・回収品の保管場所

  ・その他回収作業の必要事項

 ④ 回収情報の開示方法についての検討

  ・インターネット公表

  ・報道機関への公表

  ・上記以外の公表 （社告、店頭広告、ダイレクトメール、その他）

5.2 回収作業計画の承認と回収指示

（1）総括製造販売責任者は、品質保証責任者から提出された回収計画書の内容を確認し、回収作業計画の最終的な承認を行う。

（2）必要な場合、総括製造販売責任者は、回収計画書の承認後、品質保証責任者に指示し、営業部門等回収関連部署と連携させ回収を実施させる。

6．回収の実施

（1）品質保証責任者は、営業部門等回収関連部門と連携し、直ちに回収に着手する。

（2）品質保証責任者は当該製品の製造所へ連絡し、該当品がある場合は直ちに製造所からの出荷を停止する。

文書番号	文書名	頁 ／ 全頁
＊－＊＊＊－＊＊	回収に関する手順書	8／15

（3）販売先及び使用者等に対しては、電話、ファクシミリ又は電子メール等により当該品の販売及び使用の中止を求める第一報を速やかに連絡する。

（4）未回収品が生じないように「保管出納記録」を精査し、自社直接又は代理店を通じて回収する。

（5）迅速な回収及び回収の徹底を図るため、報道機関に発表するとともにホームページに掲示する。（報道機関を利用した情報提供の必要性が乏しい場合は除く。）

（6）作業経過等を「回収処理記録（様式例－3）」に記録する。（回収作業の期間に応じて、複数回、経過報告をする）

7. 行政への報告等

（1）回収着手報告

　　総括製造販売責任者は、回収に着手した時に、医薬品医療機器等法第68条の11の規定に基づき、所定の様式（回収着手報告書）により許可所在地の都道府県知事あて報告する。

（2）回収進捗状況報告

　　品質保証責任者は、回収の進捗状況を適宜、総括製造販売責任者に報告する。総括製造販売責任者（又は品質保証責任者）は、必要に応じて行政に途中経過を報告する。

（3）回収終了の確認及び報告

　　品質保証責任者は、回収処理の終了を確認し、「回収処理記録（様式例－3）」により、総括製造販売責任者に報告する。総括製造販売責任者は内容を確認した上で、速やかに回収の処理が終了した旨を所定の様式（回収終了報告書）により、許可所在地の都道府県薬務主管課あて報告する。

8. 回収の原因究明及び改善措置

（1）回収原因の調査指示及び結果

　　品質保証責任者は回収の原因と考えられる製造所に対して、原因調査を「調査指示書（様式例－4）」により指示し、その調査結果を「調査結果報告書（様式例－5）」により報告させる。

（2）回収に係る改善措置

① 品質保証責任者は、調査結果報告の内容を適正に評価し、当該製造所の製造管理及び品質管理に改善が必要と認めた場合には、当該製造所に対して、「改善指示書兼措置記録（様式例－6）」により改善を指示する。

② 品質保証責任者は、当該製造所で実施された改善措置の結果を「改善指示書兼措置記録（様式例－6）」により報告させる。

文書番号	文書名	頁 ／ 全頁
＊－＊＊＊－＊＊	回収に関する手順書	9／15

③ 品質保証責任者は、改善措置の結果を適正に評価し、必要に応じて当該製造所の改善状況について実地の確認を行い、また、変更管理が適切に行われているか、必要に応じて教育訓練が適切に行われているかを確認し、その結果を「回収処理記録（様式例－3)」に記録し、総括製造販売責任者に報告する。

9. 回収した製品の保管及び廃棄等処理
   (1) 回収品の保管
      品質保証責任者は、回収した製品を他の製品と区別して必要な期間保管する。

   (2) 回収品の処理
      回収した製品は、原因究明等を行った後、総括製造販売責任者に報告し適切に廃棄等の処理を行う。なお、製造所が廃棄を行った場合は、廃棄の方法等を文書で報告させる。

   (3) 回収品の処理の記録
      品質保証責任者は廃棄等の処理を行った結果を「回収処理記録（様式例－3)」に記録する。

10. 手順書の改訂・廃止
      本手順書の改訂・廃止は、別に定める「文書及び記録の管理手順書」によること。

      様式例－1「回収指示書」
      様式例－2「回収計画書」
      様式例－3「回収処理記録」
      様式例－4「調査指示書」
      様式例－5「調査結果報告書」
      様式例－6「改善指示書兼措置記録」

文書番号	文書名	頁 ／ 全頁
＊－＊＊＊－＊＊	回収に関する手順書	10／15

（様式例―1）

品質保証責任者　殿

回 収 指 示 書

総括製造販売責任者＿＿＿＿＿＿＿＿＿印

　下記の製品について、出荷の停止および回収を指示する。

指示日	年　　　月　　　日
対象製品	対象ロット
出荷数量・出荷の時期	
販売停止・回収の理由	

文書番号	文書名	頁 ／ 全頁
＊－＊＊＊－＊＊	回収に関する手順書	11／15

（様式例―2）

総括製造販売責任者　殿

回 収 計 画 書

回収計画提出年月日	年　　　　月　　　　日
品質保証責任者	印
回収の計画内容	

１．回収のクラス：　　クラスⅠ　　　クラスⅡ　　　クラスⅢ

２．回収作業予定

３．回収範囲

４．回収情報の開示方法（既に実施済であっても記入すること）

（別紙　あり　、なし）

販売停止・回収の理由	

（別紙　あり　、なし）

回収の指示事項	

（別紙　あり　、なし）

作成責任者　　品質保証責任者	印
回収計画の承認年月日	年　　　　月　　　　日
総括製造販売責任者	印

文書番号	文書名	頁 ／ 全頁
＊－＊＊＊－＊＊	回収に関する手順書	12／15

（様式例—3）

回 収 処 理 記 録 （報告）

総括製造販売責任者＿＿＿＿＿＿＿＿＿＿印　確認日　　年　　　月　　　　日

作成日　　　　年　　　月　　　　日
対象製品 製品名　　　　　　　　　　　包装単位　　　　　　　ロット番号
品質欠陥の内容   （別紙　あり　、なし）
調査結果・原因究明   （別紙　あり　、なし）
改善措置   （別紙　あり　、なし）

品質保証責任者＿＿＿＿＿＿＿＿＿＿＿＿印　　　年　　　月　　　　日

文書番号	文書名	頁 ／ 全頁
＊－＊＊＊－＊＊	回収に関する手順書	13／15

（様式例―4）

製造管理者　殿

調 査 指 示 書

品質保証責任者＿＿＿＿＿＿＿＿＿　印

調査指示先（製造所名）	依頼日　　　　　　年　　　月　　　日

当該製品
　製品名　　　　　　　　包装単位　　　　　　ロット番号

指示内容
　○指示理由
　　　回収

　○内容（回収品及び参考品の調査、製造記録及び試験記録の調査等）

　○回答期限

文書番号	文書名	頁 ／ 全頁
＊－＊＊＊－＊＊	回収に関する手順書	14／15

（様式例―5）

品質保証責任者　殿

調 査 結 果 報 告 書

製造管理者＿＿＿＿＿＿＿＿＿印

調査担当	報告日　　　　年　　月　　日

当該製品
　製品名　　　　　　　　　包装単位　　　　　ロット番号

指示内容
　　○指示理由
　　　　回収

　　○内容（回収品及び参考品の調査、製造記録及び試験記録の調査等）

文書番号	文書名	頁 ／ 全頁
＊－＊＊＊－＊＊	回収に関する手順書	15／15

（様式例―6）

改善指示書　兼　措置記録（報告）

改善指示者 品質保証責任者＿＿＿＿＿＿＿＿＿＿＿印 指示日　　　　年　　　月　　　日	改善措置確認者 製造管理者　＿＿＿＿＿＿＿＿＿＿＿印 措置日　　　　年　　　月　　　日

No.	改善指示事項	改善措置の結果
1		（別紙　あり　、なし）
2		（別紙　あり　、なし）
3		（別紙　あり　、なし）
	備考	

上記について改善の必要を認める。

総括製造販売責任者＿＿＿＿＿＿＿＿＿＿印　確認日　　　年　　　月　　　日

（別添資料）

回収に関する局長通知抜粋

都道府県あて
各　保健所設置市長あて
　　特別区長あて

　　　医薬品・医療機器等の回収について　　　厚生労働省医薬食品局長
　　　　　　　　　　　　　　　　平成 26 年 11 月 21 日　薬食発 1121 第 10 号
　　　「医薬品・医療機器等の回収について」の一部改正について
　　　　　　　　　　　　　　　　　厚生労働省医薬・生活衛生局長
　　　　　　　　　　　　　　　　平成 30 年 2 月 8 日　薬生発 0208 第 1 号

＊　以下は、上記局長通知の第 3～第 5 の抜粋です。保健衛生の観点から回収に係る措置を
　的確に行うために国から都道府県等に対して通知が発出されているので、この趣旨を踏
　まえて企業におかれては、必要な情報を行政に迅速かつ正確に報告できるように準備す
　ることが大切です。

第 1 制度の趣旨　　（省略）
第 2 医薬品・医療機器等の回収に関する基本的な考え方　　（省略）

第 3 回収着手報告及び回収に着手した旨の情報提供について

1．回収着手報告書

　法第 68 条の 11 に基づく回収に着手した旨の報告（以下「回収着手報告」という。）は、
原則として、文書で行うこと。ただし、保健衛生上の被害発生又は拡大の防止のために危
急の事情がある場合には、その概要をファックス等により報告し、後日文書を提出するこ
とで差し支えない。

（1）回収着手報告の記載について

　回収着手報告には、薬事法等の一部を改正する法律及び薬事法等の一部を改正する法
律の施行に伴う関係政令の整備等及び経過措置に関する政令の施行に伴う関係省令の整
備等に関する省令（平成 26 年厚生労働省令第 87 号）による改正後の医薬品、医療機器
等の品質、有効性及び安全性の確保等に関する法律施行規則（以下「施行規則」という。）
第 228 条の 22 第 1 項の規定に基づき、以下の事項に留意するよう製造販売業者等を指

導すること。

① 施行規則第228条の22第1項第1号に規定する「回収を行う者の氏名及び住所」は、法人にあっては以下のとおりとする。

　ア．法人の名称

　イ．代表者の氏名

　ウ．総括製造販売責任者がその業務を行う事務所の所在地

　エ．担当者の氏名及びその連絡先

② 施行規則第228条の22第1項第2号に規定する事項は、それぞれ以下のとおりとする。

　ア．回収の対象となる医薬品・医療機器等の名称（一般的名称及び販売名を記載すること。）

　イ．当該品目の製造販売又は製造に係る許可番号及び許可年月日又は登録番号及び登録年月日

　（ア）医薬品（体外診断用医薬品を除く。）、医薬部外品、化粧品及び再生医療等製品の場合

　　・当該品目の製造販売業者の許可番号及び許可年月日

　　・回収の原因となった製造所の当該製造所の許可番号及び許可年月日

　（イ）医療機器及び体外診断用医薬品の場合

　　・当該品目の製造販売業者の許可番号及び許可年月日

　　・法第23条の2の3の登録を受けた製造所（以下「登録製造所」という。）のうち、回収の原因となった工程に責任を有する登録製造所の登録番号及び登録年月日

　ウ．当該品目の承認番号及び承認年月日、認証番号及び認証年月日又は届出番号及び届出年月日

③ 施行規則第228条の22第1項第4号に規定する事項は、以下のとおりとする。

　ア．回収の原因となった製造所の名称及び所在地（医療機器又は体外診断用医薬品の場合は、回収の原因となった工程に責任を有する登録製造所の名称及び所在地）

　イ．製造販売業者の主たる機能を有する事務所の名称及び所在地

④ 施行規則第228条の22第1項第7号に規定する事項は、以下のとおりとする。

　ア．当該品目の出荷時期

　イ．回収対象医療機関・患者等の範囲

　ウ．回収情報の周知方法

　エ．回収先において、回収の対象となる医薬品・医療機器等を受領したことを文書により確認する旨

⑤ 施行規則第228条の22第1項第9号に規定する事項は、以下のとおりとする。

　ア．回収の理由

　イ．予想される健康被害の程度

ウ．回収を決定した時点での、健康被害の発生状況

（2）都道府県知事等から厚生労働省への連絡
　製造販売業者等から回収着手報告があった場合、報告を受けた都道府県薬務主管課等は速やかに監視指導・麻薬対策課宛てにその旨連絡し、製造販売業者等から提出された回収着手報告の写しを送付すること。ただし、保健衛生上の被害発生又は拡大の防止のために危急の事情があり速やかに文書を送付することが困難な場合には、口頭報告の後、後日、回収着手報告書の写しを監視指導・麻薬対策課宛に送付することで差し支えない。
　また、当該回収の原因となった製造所が他の都道府県にある場合は、必要に応じて当該製造所を所管する都道府県薬務主管課へも回収着手報告書の写しを送付すること。

（3）製造販売業者等への指示
　回収を決定した時点で、必要に応じて、製造販売業者等に対して以下の事項を指示・確認すること。
① 納入先の医療機関等以外にも回収の対象となる医薬品・医療機器等の存在が考えられる場合には、納入先以外に対しても、広く情報の周知及び回収を行うこと。
② 特にクラスⅠの回収の場合は「医薬品安全管理責任者」、「医療機器安全管理責任者」又は「営業所管理者」等に情報の周知が行われていることを確認した上で、文書により回収品の有無の確認を行うこと。
③ GQP 省令第 11 条（体外診断用医薬品を除く医薬品）、同令第 18 条 2 項 3 号（医薬部外品及び化粧品）又は同令 21 条（再生医療等製品）の規定に基づき、回収対象製品の製造所に対して連絡をし、同様の製造工程による不良が生じないよう対策をとること。
　体外診断用医薬品又は医療機器の場合は、QMS 省令第 60 条、同令第 63 条及び同令第 72 条第 2 項第 5 号等の規定に基づき、品質不良等に対する必要な措置等を検討し、実施するとともに、工程を外部委託する登録製造所等に対しては、同令第 72 条第 2 項第 8 号等の規定に基づき文書による連絡又は指示を行い、同様の製造工程による品質不良が生じないよう対策を講じること。
④ 回収の進捗状況につき、定期的に報告を求めること。
　ア．特にクラスⅠの回収の場合は、回収率、健康被害の発生状況等について定期的な報告を求めること。回収着手当初は、おおむね 1 ヶ月ごとに報告するのが望ましい。ただし、回収着手と同時に回収が終了した場合はこの限りではない。
　イ．クラスⅡの回収及びクラスⅢの回収の場合であっても、複数回にわたって医療機関等への情報提供が必要な場合や社会的関心が高い場合等、保健衛生上の危害の防止のためには都道府県薬務主管課等において定期的に回収の状況を把握しておく必要があると考えられる場合は、定期的な報告を求めること。

2．インターネットを活用した情報提供

　　製造販売業者等は個別医療機関等に対する迅速な回収情報の提供を行うほか、迅速かつ広範な情報提供のために、すべての回収情報をインターネット上（医薬品医療機器情報提供ホームページ）を活用して情報提供を行うこと。

　　ただし、輸出用医薬品・医療機器等であって、日本国内では流通しないものであるときは、この限りではない。

（1）製造販売業者等によるインターネット掲載用資料の作成及び提出について

　　医薬品・医療機器等の製造販売業者等が、その製造販売をし、製造をし、又は承認を受けた医薬品・医療機器等の回収に着手した場合、法第 68 条の 11 の規定に基づく回収着手報告にあわせて、速やかにインターネット掲載用資料（以下「資料」という。）を提出するよう求めること。

①　提出すべき資料

　　資料には以下の事項を記載することとし、簡潔かつわかりやすい内容となるよう十分な配慮を求めること。なお、参考までに資料例を〔別紙 1〕に示す。

　　ア．資料作成年月日

　　イ．医薬品、医薬部外品、化粧品、医療機器又は再生医療等製品の別

　　ウ．クラス分類の別

　　エ．一般的名称及び販売名

　　オ．対象ロット、数量及び出荷時期

　　カ．製造販売業者等名称

　　キ．回収理由

　　ク．危惧される具体的な健康被害

　　ケ．回収開始年月日

　　コ．効能・効果又は用途等

　　サ．その他

　　シ．担当者及び連絡先

②　その他

　　ア．資料は原則一品目につき一資料とすること。

　　イ．製造販売業者等に対し、資料は、独立行政法人医薬品医療機器総合機構のホームページに掲載されているテンプレートを使用してテキスト形式で作成するよう求めること。

　　ウ．都道府県薬務主管課等への資料提出に当たっては、電子メール等、適切な手段によるよう求めること。

（2）都道府県薬務主管課等より厚生労働省への資料の転送について

　　製造販売業者等より提出のあった資料については、速やかに監視指導・麻薬対策課へ転送すること。転送に当たっては電子メールによることが望ましい。

3．海外への回収情報の発信
（1）対象国等及び対象品目
　①　対象国等：医薬品査察協定・医薬品査察協同スキーム（PIC/S）加盟国及び申請国、
　　　　　　　　　欧州経済地域（EEA）加盟国並びに協力国際機関（世界保健機関（WHO）、
　　　　　　　　　欧州医薬品医療品質理事会（EDQM）、欧州委員会）
　　　　　　　　　参考として、平成30年1月現在のPIC/S加盟国等を〔別紙2〕に示す。
　　　　　　　　　最新のPIC/S加盟国等については、PIC/Sのウェブサイト等により、情
　　　　　　　　　報を入手すること。
　②　対象品目：製造所の製造管理及び品質管理の方法をGMP省令に適合させなければ
　　　　　　　　　ならないとされている医薬品

（2）対象品目について回収が発生した場合の対応
　　回収のクラス分類に応じて、以下の対応とする。
　①　クラスⅠ：回収対象製品を輸出しているかどうかに関わらず緊急回収通報の発信が
　　　　　　　　　必要となるため、製造販売業者等に対して、緊急回収通報の原稿提出を
　　　　　　　　　求めること。
　②　クラスⅡ：回収対象製品を輸出している場合は緊急回収通報の発信が必要となるた
　　　　　　　　　め、その場合は製造販売業者等に対して、緊急回収通報の原稿提出を求
　　　　　　　　　めること（回収対象製品を対象国に輸出していない場合は、緊急回収通
　　　　　　　　　報の発信は、原則として不要である。）。
　　　　　　　　　なお、回収対象ロットや輸出先が特定できていなくとも、回収対象製品
　　　　　　　　　を輸出している可能性がある場合は、日本国内での回収を決定した時点
　　　　　　　　　で、製造販売業者等に対して緊急回収通報の原稿提出を求めること。
　③　クラスⅢ：緊急回収通報の発信は、原則として不要であること。

（3）緊急回収通報の原稿作成から緊急回収通報発信までの手順
　①　製造販売業者等は、〔別紙3〕により緊急回収通報の原稿を英語で作成すること。
　②　都道府県薬務主管課は、製造販売業者等から緊急回収通報の原稿の提出を受けた後、
　　　速やかに監視指導・麻薬対策課まで電子メールにより緊急回収通報の原稿を提出する
　　　こと。原則として、インターネット掲載用資料を監視指導・麻薬対策課に提出した日
　　　に緊急回収通報の原稿も提出すること。
　③　監視指導・麻薬対策課は、都道府県薬務主管課から緊急回収通報の原稿提出を受けた
　　　後、速やかに電子メールにより対象国へ緊急回収通報を発信すること。

（4）フォローアップ情報
　　日本国内での回収を決定した時点では回収対象範囲が特定できていなかったが、その
　後、回収対象範囲（ロット、輸出先国等）が特定できた場合には、〔別紙4〕によりフォ

ローアップ情報を対象国へ発信する必要があるので、製造販売業者等に対してフォローアップ情報の提出を求めること。フォローアップ情報の原稿作成から発信までの手順は、上記（3）と同様である。

4．報道機関に対する協力の要請
（1）報道機関向けの広報について

　　インターネットを利用して情報を入手している者以外の者に対しても保健衛生上の観点から回収情報を迅速かつ広範に提供する必要がある場合には、報道機関の協力を得るために製造販売業者等に対して報道機関向けの広報（以下「プレスリリース」という。）を行うよう求めること。

　　具体的には以下の場合にプレスリリースが必要と考えられるが、必要に応じその他の場合においてプレスリリースを行うことは差し支えない。

① クラスⅠに該当する回収（ただし、ロットを構成しない医薬品・医療機器等であって同種他製品に不良が及ばず、かつ、当該医薬品・医療機器等が使用されないことが確実な場合を除く。）

② クラスⅡに該当する回収（ただし、製造販売業者等が既に対象となる医療機関等を全て把握している場合等、報道機関を利用した情報提供の必要性に乏しい場合を除く。）

（2）プレスリリース用資料について

　　製造販売業者等によるプレスリリース用資料の作成に当たっては、第3の2．（1）①に示す各事項について記載すること。その場合、専門用語を極力避け、図表を用いる等の配慮を求めること。

第4　回収の状況報告
（1）回収の状況報告について

　　回収を行っている製造販売業者等は、以下の場合は速やかに都道府県知事等に回収の状況を報告すること。文書による報告を求めるかどうかは、変更内容の軽重により、各都道府県薬務主管課等で判断すること。

① 回収着手報告書において報告した事項に変更（軽微な変更を除く。）が生じた場合。
　　軽微な変更に該当する場合としては、例えば以下の事項の変更が想定される。

　　ア．回収対象医療機関・患者等の範囲（ただし、対象が大幅に増え、改めて周知が必要な場合は、この限りではない。）

　　イ．回収情報の周知方法

　　ウ．回収先において、回収対象医薬品・医療機器等を受領したことを確認する文書。

　　エ．回収終了予定日（ただし、回収終了予定日が大幅に遅れる事態が生じた場合は、この限りではない。おおむね一ヶ月以上遅れる場合を報告の目安とする。）

② 回収に着手した時点では想定していなかった健康被害の発生のおそれを知った場合。

154

③ その他都道府県薬務主管課等が必要と認め、回収の状況の報告を求めた場合。

例えば、以下のような場合が想定される。

ア．第3の1.（3）④に規定する、回収の進捗状況の定期的な報告を求めている場合。

イ．回収が進まない等状況把握が必要な場合は、都道府県薬務主管課等が個別事情を勘案して指示するものとする。例えば、回収方法ごと（販売店受付、消費者から製造販売業者等の回収受付窓口への受付）の回収数量について報告を求めることで、回収が進まない理由を把握し、回収を進めるためにはどのような回収方法に注力すればよいかを指示するといった場合が考えられる。

（2）都道府県知事等から厚生労働省への連絡

回収の状況報告については、逐一、監視指導・麻薬対策課宛の報告は不要であるが、インターネット掲載用資料の内容に訂正が発生した場合は、監視指導・麻薬対策課へ電子メールにより連絡すること。

（3）その他留意事項

回収着手報告書において報告した事項に変更が生じた場合、回収の範囲、回収情報の周知方法等を見直す必要がないか、製造販売業者等に確認させること。

第5 回収終了報告

施行規則第228条の22第3項に規定する回収を終了した旨の報告（以下「回収終了報告」という。）は、原則として、文書により行うこと。

（1）回収終了報告には、以下の事項を記載するよう製造販売業者等を指導すること。

① 既に講じた又は今後講じる改善策の内容

② 回収した医薬品・医療機器等の処分方法

③ 回収した医薬品・医療機器等の数量

（2）回収終了に係る都道府県知事等から厚生労働省への連絡

製造販売業者等から回収終了報告があった場合、報告を受けた都道府県薬務主管課等は速やかに監視指導・麻薬対策課あてその旨連絡すること。その際、製造販売業者等より提出のあった回収終了報告書の写しを送付すること。

また、当該回収の原因となった製造所が他の都道府県にある場合は、必要に応じて、当該製造所を所管する都道府県薬務主管課へも回収終了報告書の写しを送付すること。

（3）回収終了の判断について

原則として、市場から回収対象製品が全て回収された時点をもって、回収終了と判断する。ただし、最終消費者への情報提供が必要な場合等、製品の特性、回収理由等を勘

案して判断することとする。

　なお、埋め込み型の医療機器又は再生医療等製品の使用者に対して患者モニタリングを行う場合は、以下の3点を全て満たした時点で回収終了と判断して差し支えない。

① 医療機関への情報提供が終了していること。

② 患者モニタリングの方法及び計画を策定していること。

③ 検診・点検が実施できないやむを得ない事情がある場合を除き、対象患者全員について、検診・点検を行っていること。

　ただし、回収終了とする場合でも、製造販売業者等は、別途、患者の状況について情報収集等することが必要であり、都道府県薬務主管課は、その実施状況等を適宜確認するものとする。

（4）回収した医薬品・医療機器等の廃棄について

① GQP省令第12条第1号（第21条で準用する場合を含む。）又はQMS省令第72条第2項第6号の規定に基づき、回収した製品は、それ以外の製品と区別して保管すること。医薬部外品（施行令第20条第2項の規定により製造管理又は品質管理に注意を要するものとして厚生労働大臣が指定する医薬部外品を除く。）及び化粧品についても、この規定に準じて、回収した製品は、それ以外の製品と区別して保管すること。

③ 回収が終了したことを確認するために、回収した製品は回収終了時まで保管し、回収が終了後に廃棄することを原則とするが、回収製品が膨大である場合は、都道府県薬務主管課等の確認を受けた上で適宜廃棄することで差し支えない。

〔別紙1〕（本文　第3　2.（1）インターネット掲載用資料）

（資料作成年月日）

（医薬品・医薬部外品・化粧品・医療機器・再生医療等製品の別）回収の概要

（クラスⅠ・クラスⅡ・クラスⅢの別）

1. 一般的名称及び販売名

2. 対象ロット、数量及び出荷時期

3. 製造販売業者等名称

4. 回収理由

5. 危惧される具体的な健康被害

6. 回収開始年月日

7. 効能・効果又は用途等

8. その他

9. 担当者及び連絡先

〔別紙2〕（本文　第3　3.（1）①対象国等）

緊急回収通報発信の対象となる国（平成 30 年 1 月時点）

PIC/S 加盟国（平成 30 年 1 月時点）

アルゼンチン、オーストラリア、オーストリア、ベルギー、カナダ、台湾、クロアチア、キプロス、チェコ、デンマーク、エストニア、フィンランド、フランス、ドイツ、ギリシャ、香港、ハンガリー、アイスランド、インドネシア、イラン、アイルランド、イスラエル、イタリア、日本、韓国、ラトビア、リヒテンシュタイン、リトアニア、マレーシア、マルタ、メキシコ、オランダ、ニュージーランド、ノルウェー、ポーランド、ポルトガル、ルーマニア、シンガポール、スロバキア、スロベニア、南アフリカ、スペイン、スウェーデン、スイス、タイ、トルコ、ウクライナ、イギリス、アメリカ合衆国

PIC/S 加盟申請国（平成 30 年 1 月時点）

ブラジル

（※）PIC/S 加盟国及び申請国は、以下のホームページで確認できる。
　　https://www.picscheme.org/en/members

EEA 加盟国（平成 30 年 1 月現在）

オーストリア、ベルギー、ブルガリア、クロアチア、キプロス、チェコ、デンマーク、エストニア、フィンランド、フランス、ドイツ、ギリシャ、ハンガリー、アイスランド、アイルランド、イタリア、ラトビア、リヒテンシュタイン、リトアニア、ルクセンブルク、マルタ、オランダ、ノルウェー、ポーランド、ポルトガル、ルーマニア、スロバキア、スロベニア、スペイン、スウェーデン、イギリス

［別紙3］（本文　第3　3.（3）①緊急回収通報の原稿英文）

MINISTRY OF HEALTH, LABOUR AND WELFARE
GOVERNMENT OF JAPAN

2-2, KASUMIGASEKI 1-CHOME, CHIYODA-KU, TOKYO 100-8916

IMPORTANT - DELIVER IMMEDIATELY

This is intended only for the use of the party to whom it is addressed and may contain information that is privileged, confidential and protected from disclosure under the Mutual Recognition Agreement and PIC/S and other applicable domestic laws and regulations. If you are not the addressee, or a person authorized to deliver the document to the addressee, you are hereby notified that any review, disclosure,

dissemination, copying, or other action based on the content of this communication is not authorized. If you have received this document in error, please notify us by

telephone immediately and return it to us at the above address by mail. Thank you.

緊急回収通報　Rapid Alert Notification of a Quality Defect/Recall	
1.＊宛先　To:	
2.＊回収クラス　Product Recall Class of Defect: 【 I ・ II 】 （該当クラスを○で囲む）	3.＊偽造品か否か　Counterfeit /Fraud: 【 Yes ・ No 】
4.製品　Product:	5.承認番号　Marketing Authorization Number:
6.販売名　Brand/Trade Name:	7.一般名　INN or Generic Name:
8.剤型　Dosage Form:	9.分量　Strength:
10.ロット番号　Batch/Lot Number:	11.有効期限　Expiry Date:
12.包装サイズ等　Pack size and Presentation:	13.製造年月日　Date Manufactured:
14.承認保持者　Marketing Authorization Holder:	
15-1. 製造業者　Manufacturer: 連絡先　Contact Person: 電話　Telephone:	16. 回収実施業者　Recalling Firm (if different) 　（製造業者と異なる場合記載すること） 連絡先　Contact Person: 電話　Telephone:
15-2. 製造所　Manuafcturing site (if different) 　（製造業者と異なる場合記載すること） 連絡先　Contact Person: 電話　Telephone	

17.＊回収番号 Recall Number Assigned:		
18.品質欠陥の詳細／回収理由 Details of Defects/Reason for Recall:		
19.流通情報 Information on distribution including exports (type of customer, e.g. hospitals):		
20.＊通報元当局による措置 Action taken by Issuing Authority:		
21.＊提案される措置 Proposed Action:		
22.通報元当局 From (Issuing Authority): Compliance and Narcotics Division Pharmaceutical Safety and Environmental Health Bureau Ministry of Health, Labour and Welfar e of Japan	23.連絡先 Contact Person: International Coordination Unit FAX: +81-3-3501-0034	
24.＊署名 Signed:	25.＊年月日 Date:	25.＊年月日 Date:

（注意）

- 用紙の大きさは、日本工業規格 A4 とすること。
- 「＊」をつけた項目は、空欄にしておくこと。
- 「4.製品 Product」欄には、販売名のうち代表的なものを記載するとともに、製品の外形的な特徴（例：「white tablets（白い錠剤）」）を簡単に記載すること。
- 「6.販売名 Brand/Trade Name」欄には、販売名を記載すること。日本とは別の販売名で販売している国がある場合は、国名と当該国での販売名を列挙すること。
- 「7.一般名 INN or Generic Name」欄には、有効成分の一般名を記載すること。複数の有効成分を含有する場合は、列挙すること。
- 「19. 流通情報 Information on distribution including exports (type of customer, e.g. hospitals):」欄に、輸出先の国名を記入すること。
- 「6.販売名 Brand/Trade Name」、「10.ロット番号 Batch/Lot Number」、「11.有効期限 Expiry Date」、「13.製造年月日 Date Manufactured」等の関連する項目を一覧表とし、別紙として示すことでも差し支えない。その場合、別紙に記載した項目の欄には「see the attached file」と記載すること。
- 不明な場合は、「N/A」と記載すること。

〔別紙4〕（本文　第3　3.（4）フォローアップ情報英文）

MINISTRY OF HEALTH, LABOUR AND WELFARE
GOVERNMENT OF JAPAN

2-2, KASUMIGASEKI 1-CHOME, CHIYODA-KU, TOKYO 100-8916

FOLLOW-UP AND NON-URGENT INFORMATION
FOR QUALITY DEFECTS

1.＊宛先　To:	
2.＊回収番号　Recall Number Assigned:	2a.＊国内における回収番号 National reference number (When applicable)
4.製品　Product:	5. 承認番号　Marketing Authorization number:
6.販売名　Brand/Trade name:	7.一般名　INN or Generic Name:
8.剤形　Dosage form:	9.分量　Strength:
10.ロット番号　Batch number (and bulk, if different)	
14.承認保持者　Marketing Authorization Holder:	
15.製造業者　Manufacturer:	16.連絡先　Contact Person:
17.詳細　Subject title:	
22.通報元当局　From (issuing Authority): Compliance and Narcotics Division Pharmaceutical and Food Safety Bureau Ministry of Health, Labour and Welfare of Japan	23.連絡先　Contact Person: International Coordination Unit FAX: +81-3-3501-0034
24.＊署名　Signed:	25.＊年月日　Date: 　　26.＊時　Time:

（注意）
・ 用紙の大きさは、日本工業規格 A4 とすること
・ 「＊」をつけた項目は、空欄にしておくこと。
・ 「17. 詳細 Subject title」欄には、新たに判明した回収対象範囲（ロット、輸出先国等）の情報を記載すること。

企画・編集

株式会社　ハイサム技研
PIC/S GMP 研鑽プロジェクトチーム

企画
下温湯　勇
執筆担当
合田　富雄　福井　幸夫
編集
吉見　毅　、小原　賢治、清川　眞澄、柳原　義彦、山下　治夫、島田　明、佐藤　耕治、
日高　哲郎、松浦　伸雄、高岸　靖、矢敷　孝司

現場で直ぐ役に立つ

PIC/S GMP ガイドライン　パート1（2018年：一部改訂）と その手順書モデル

2019 年 1 月　　初版発行

定価　| 本体　2,700 円 |　＋　税

発行：株式会社　ハイサム技研

〒541-0045 大阪市中央区道修町 3-2-5 日本バルクビル 5F

TEL:06-6228-6061　FAX:06-6228-6062

E-mail : osaka@hisamu.jp

URL : http//www.hisamu.jp

本書の内容の一部、または全体を無断で複写することは（複写機などいかなる方法によっても）、法律で認められている 場合を除き、著作者及び株式会社ハイサム技研の権利の侵害となりますのでご注意ください。

落丁・乱丁はお取り替えいたします。

HISAMU CO ,.LTD.2019
ISBN978-4-904217-30-6